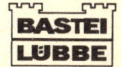

Über die Autorin:

Rosita Arvigo, 1941 in Chicago geboren, wanderte nach ihrer Ausbildung zur Naturheilpraktikerin nach Belize aus, um zusammen mit ihrer Familie organisch-biologischen Landbau zu betreiben. Seit ihrer »Lehrzeit« bei dem Maya-Heiler Don Elijio Panti widmet sie sich neben ihrer Heilpraxis dem Naturschutz und der Vermittlung traditioneller Heilmethoden.

Rosita Arvigo

Mein Leben als Medizinfrau

Einzig berechtigte Übersetzung
aus dem Englischen von
Hans W. Kothe

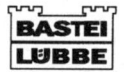

BASTEI-LÜBBE-TASCHENBUCH
Band 61440

Erste Auflage: November 1999

Sie finden uns im Internet unter
http://www.luebbe.de

Der Preis dieses Bandes versteht sich einschließlich
der gesetzlichen Mehrwertsteuer.

Inhalt

1   Eine neue Heimat   7
2   Der Curandero   11
3   Eine Gringa – ausgerechnet!   23
4   Natürliches und Übernatürliches   37
5   Der Jaguarmann   48
6   Don Elijio und die Frauen   57
7   Ein unwiderrufliches Versprechen   68
8   Auf Kräutersuche   75
9   Überlebenskampf   87
10   Don Elijio auf Freiersfüßen   94
11   Götter und Geister   100
12   Die Weihe   110
13   Zweifaches Unglück   119
14   Nächtliche Sprechstunde   128
15   Männliche und weibliche Medizin   140
16   Sastun – Stein der Götter   153
17   Der Besuch der Geister   163
18   Gefährliche Winde   170
19   »Alles Böse verlasse diesen Ort ...«   183
20   Evangelisten contra Naturheiler   194
21   Mein erster großer Heilerfolg   203
22   Bedrohtes Wissen   211
23   Spirituelle Heilung   220
24   Don Elijio und die Himmelstür   227
25   Die Saat geht auf   239
    Verzeichnis der wichtigsten
    Urwaldheilpflanzen   245

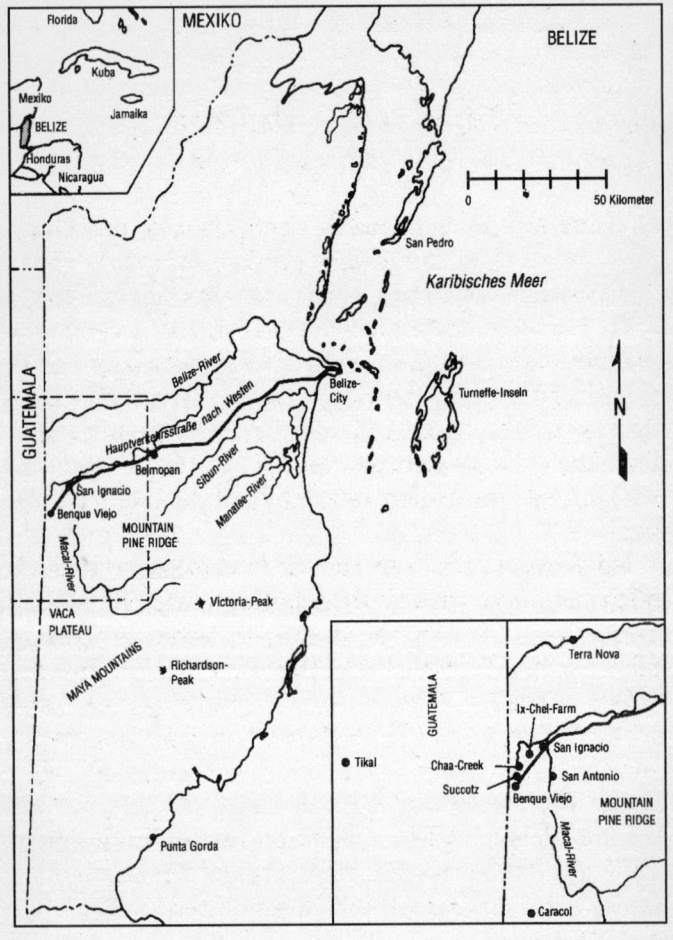

1

Eine neue Heimat

Es war eine kühle, sternklare tropische Nacht in Guerrero, Mexiko, in der sich mein Leben entscheidend verändern sollte. Heftiges Klopfen an meiner Tür riß mich aus tiefem, traumlosem Schlaf. Doña Rita, eine meiner Nachbarinnen, rief nach mir, und als ich öffnete, sah ich die an Arthritis leidende fünfundsiebzigjährige Frau vor meiner Tür knien. »Bei meiner Enkelin haben die Wehen eingesetzt«, sagte sie atemlos. »Sie müssen mir helfen, das Baby auf die Welt zu bringen!«

Ich wich erschrocken zurück und erklärte, daß ich noch nie bei einer Geburt geholfen hatte. Sie stutzte ungläubig, dann ergriff sie kurzentschlossen meine Hand, und ich folgte ihr wortlos zu ihrer Wohnung.

Wir arbeiteten die ganze Nacht hindurch, und schließlich brachte ihre Enkelin Margarita einen gesunden Jungen zur Welt. Ich war begeistert, aber Doña Rita war weiterhin besorgt. »Irgend etwas stimmt nicht«, sagte sie. »Die Blutungen hören nicht auf.« Sie bat mich, mit einer Fackel hinauszugehen und einen Palmbeutel voll Rosenblüten und -blätter zu pflücken.

Verwundert kam ich ihrer Bitte nach. Sie kochte die Pflanzenteile und gab ihrer Enkeltochter, nachdem das Gebräu etwas abgekühlt war, davon zu trinken. Gleichzeitig legte sie ihr das Baby an die Brust. Kaum zehn Minuten später hatte die Blutung aufgehört.

Dieses dramatische nächtliche Erlebnis, das in der dritten Welt durchaus zu den Alltäglichkeiten gehört, veränderte mein Leben. Ich begann mich plötzlich dafür zu interessieren, wie es möglich war, daß die Rosen Margaritas Leben gerettet hatten. Doña Rita konnte mir dazu nicht viel sagen. Sie wußte nur, daß Rosenblätter in der Lage waren, Blutungen zu stillen. Das Geheimnis blieb für mich ungelöst, bis ich Jahre später erfuhr, daß in Rosenblüten und -blättern Adstringenzien vorhanden sind, die eine blutstillende Wirkung haben.

Das war 1973. Im Jahre 1969 hatte ich meine Heimatstadt Chicago verlassen, um meinen Traum von einem Leben auf dem Land zu verwirklichen. Mit meinem kleinen Sohn James zog ich zusammen mit Freunden in Doña Ritas abgelegenes Dorf in der Sierra Madre von Guerrero, wo wir uns, in unmittelbarer Nachbarschaft der einheimischen Nahua, als Farmer versuchten.

Da das nächste öffentliche Krankenhaus nur nach einem beschwerlichen, vierzehnstündigen Fußmarsch über steile Berge und durch reißende Flüsse zu erreichen war, verließen sich die Nahua bei der Bekämpfung von Krankheiten meist auf die jahrhundertealten Rezepte ihrer Kräutertees, Bäder, Puder und Salben. Erkrankte jemand, wurde einer der Dorfältesten gerufen, der eines der überlieferten Hausmittel verschrieb.

Auf mein Bitten hin brachten mir Doña Rita und einige der älteren Dorfbewohner die Namen und den

Gebrauch einer Reihe von Heilpflanzen bei. Dabei wurde mir immer deutlicher, daß ich das Heilpflanzenstudium zu meinem Lebenszweck machen wollte. Wohin dieses Interesse führen sollte, ahnte ich damals allerdings noch nicht.

1976 verließ ich Mexiko und ging nach Belize, dem früheren Britisch-Honduras, wo ich als Verwalterin in einem Betrieb für biologische Anbauprodukte arbeitete. Dort wurde ein Jahr später auch meine Tochter Crystal geboren. Als sie zwei Jahre alt war, kehrten wir nach Chicago zurück, und ich begann eine dreijährige chiropraktische Ausbildung am National College of Naprapathy.

In einem der dort angebotenen Kurse lernte ich Greg Shropshire kennen. Wir verliebten uns ineinander und heirateten kurz vor Abschluß des Studiums.

Als Anhänger einer alternativen Lebensweise träumten wir von einem Leben in einem Land, in dem die traditionellen Heilmethoden noch nicht völlig vergessen waren. Wir beschlossen, nach Belize zurückzukehren, weil dort die *curanderos*, die Naturheiler und Kräuterärzte, immer noch ein hohes Ansehen genossen und es kein Gesetz gab, das Naturheilverfahren zum Verbrechen stempelte. Außerdem sollte Crystal, die inzwischen knapp sechs Jahre alt war, in einer gesunden Umgebung aufwachsen, in unverschmutzten Flüssen baden, selbstangebaute Lebensmittel essen und den natürlichen Lebensrhythmus des ungezähmten Urwalds kennenlernen.

Wir planten, uns in Westbelize niederzulassen, und kauften 14 Hektar ungerodeten Regenwald am Macal River, nahe der Grenze zu Guatemala. Unsere Freunde Lucy und Mick Fleming, die dort kurz zuvor 35

Hektar Land erstanden hatten, benachrichtigten uns, als das Gebiet neben dem ihren zum Verkauf stand, und wir erwarben es unbesehen.

Als James 1981 aufs College kam, zogen Greg, Crystal und ich in unsere neue tropische Heimat. Wir begannen das Land zu roden und zu bestellen und gleichzeitig eine kleine Naturheilpraxis in San Ignacio, einem Ort etwa zehn Kilometer flußabwärts, zu betreiben.

2

Der Curandero

Ich fühlte mich wie an einem schwülheißen Tag in meiner Heimatstadt Chicago, an dem sich jeder nach einer erfrischenden kühlen Brise vom Michigansee sehnt; die konnte sich in diesem Fall allerdings nicht einstellen, da ich mich in der West Street von San Ignacio in Westbelize befand und der einzige Luftzug, der zu spüren war, vom Macal River heraufkam. Ich stand auf der Veranda unserer Praxis, fächelte mir etwas Luft zu und betrachtete das geschäftige, staubige Treiben auf der Straße. Urplötzlich überfiel mich ein fürchterliches Heimweh.

Eigentlich mochte ich San Ignacio. Aber heute erschienen mir die unbarmherzige Hitze, die plärrende Rockmusik, die Geschäfte beiderseits der engen, schmutzigen Straße, die verwahrlosten, bissigen Hunde und die penetranten Gerüche des täglichen Lebens allzu fremd.

Greg, meine Tochter Crystal und ich waren nun schon zwei Jahre in Belize. Unsere Traumfarm, zehn Kilometer von San Ignacio entfernt und von dort nur mit einem Boot zu erreichen, war zu einem Alptraum geworden. Wir führten einen immerwährenden Kampf gegen den Urwald, der unser Zuhause – zwei selbstgezimmerte Palmhütten – stets aufs neue zu überwuchern drohte. Auch unsere Bemühungen, den schlammigen Boden der brandgerodeten Urwaldlichtung in Ackerland zu verwandeln, waren viel anstrengender, als wir uns das vorgestellt hatten. Wir dachten ernsthaft darüber nach, wieder nach Chicago zurückzukehren.

Die Unsicherheit, ob wir bleiben oder gehen sollten, war aufreibend. Ich haßte den Gedanken an Aufgabe, vor allem weil ich tief in mir fühlte, daß wir eigentlich nach Belize gehörten. Wir schlugen uns zwar schlecht und recht mit den Einkünften aus unserer Naturheilpraxis durch, aber wegen der hohen Luftfeuchtigkeit begannen sogar die aus Chicago mitgebrachten Kräuter, die unsere Existenzgrundlage bildeten, bereits zu verschimmeln. Und natürlich hatten wir nicht die Mittel, unsere Vorräte aufzustocken. Es sprach also alles dafür, daß sich unser Aufenthalt hier dem Ende zuneigte.

Als ich meine Augen mit der Hand gegen die Sonne abschattete, sah ich einen kleinen alten Mann auf der Wartebank für die Patienten sitzen. Er schien in seinem langen Leben Geduld gelernt zu haben, denn er saß dort ganz ruhig im Schatten und beobachtete interessiert die vorbeigehenden Menschen. Seine Kleidung war geflickt, verwaschen und ein wenig schäbig, aber sauber.

»Buenos días, señor«, sagte ich und streckte ihm meine Hand entgegen. Er schreckte zusammen, und es dauerte eine Weile, bis er aufstand, um mich zu begrüßen. Seine schlanke, sehnige Gestalt reichte mir kaum bis zum Kinn. Er ging ein wenig gebeugt, wirkte aber sehr viel jünger, als er in Wahrheit sein mußte.

Nachdem er seine schweißgetränkte gelbe Pepsi-Schirmmütze ins Genick geschoben hatte, konnte ich sein klassisches Maya-Profil erkennen. Mit der langen, gebogenen Nase, der flachen Stirn, der hängenden Unterlippe und den nach oben gerichteten Augen erinnerte es an die Steinfresken, die ich in den Ruinen der alten, in der Nähe gelegenen Maya-Städte Caracol und Tikal gesehen hatte.

Er lächelte freundlich, ergriff meine Hand und sagte mit rauher Stimme: »*Mucho gusto. Mucho gusto.*« Seine rissigen, ledrigen Hände zeugten von einem jahrzehntelangen Leben im Dschungel.

»Warum kommen Sie nicht herein?« schlug ich vor und fragte mich, ob er wohl als Patient gekommen war.

»Ein Freund hat mich hier abgesetzt, da er noch einige Besorgungen machen wollte. Man hat mir gesagt, ich solle es bei dieser Gelegenheit nicht versäumen, dich kennenzulernen«, erklärte er auf spanisch. »Du interessierst dich doch für Heilpflanzen, nicht wahr?« fragte er, während er sich mit steifen Gliedern auf einen der Stühle im Behandlungsraum setzte.

Ich erklärte ihm, daß ich Naturheilerin sei und zur Therapie Kräuter, Massage und Diäten benutzte. Er kniff die Augen zusammen und versuchte zu erkennen, was sich in den Glasgefäßen in dem Regal hinter mir befand. »Was ist das dort drüben?« fragte er.

»Das sind meine Heilpflanzen«, erklärte ich. Ich nahm eines der Gläser aus dem Regal und wollte gerade einen Vortrag über Heilkräuter halten, als der alte Mann mich unterbrach und sagte: »Ich möchte mich vorstellen. Mein Name ist Elijio Panti aus San Antonio, nicht weit von hier, und ich ...«

Als ich seinen Namen hörte, wäre mir beinahe das Glas aus der Hand gefallen. Ich war drauf und dran gewesen, einem der bekanntesten Maya-Medizinmänner in ganz Mittelamerika einen Vortrag über Pflanzen zu halten.

Über diesen alten Schamanen kursierten die unglaublichsten und teilweise erschreckendsten Gerüchte. Einige berichteten von nahezu wundersamen Heilungen und von unzähligen Patienten, die er dem Tod entrissen hatte; andere behaupteten, er sei ein lüsterner alter Mann, der nichts anderes im Kopf habe, als sich an arglosen Frauen zu vergreifen, und ein Trunkenbold und Zauberer, der unschuldige Menschen mit bösen Flüchen belege.

Von dem üblichen Klatsch und Tratsch einmal abgesehen, wußte ich damals noch nichts über die örtlichen Zauberkulte. Gerüchten zufolge war Elijios Vater ein *obeha* gewesen, ein Mann, der sich mit Schwarzer Magie angeblich unzählige Frauen gefügig gemacht hatte. Auch von Panti hatte ich gehört, daß er Frauen verhexte, um sie zu mißbrauchen oder sie sogar an andere Männer zu vermitteln, die bereit waren, für solche Dienste zu zahlen.

Als ich jedoch in die sanften Augen des alten Mannes schaute, konnte ich mir einfach nicht vorstellen, daß er zu solchen Schandtaten in der Lage war. Vielmehr glaubte ich, daß seine Art der Behandlung in vieler Hinsicht nicht verstanden wurde, was bei Naturheilern öfter vorkommt. Auch mich hatte man schon als Hexe bezeichnet und mir die absonderlichsten Dinge unterstellt.

Ich entsann mich, daß drei meiner Patienten behauptet hatten, Panti habe sie von Krankheiten geheilt, die andere Ärzte nicht einmal diagnostizieren konnten.

Daher fragte ich ihn, ob er sich an einen Mann erinnern könne, der sich eine schreckliche Wunde am Bein zugezogen hatte, das daraufhin langsam anfing zu verfaulen. »Dieser Mann hat mir erzählt, Sie hätten ihm das Leben gerettet. Er sprach nur in den höchsten Tönen von Ihrer Arbeit, Don Elijio«, sagte ich, wobei ich ihn mit dem Titel ansprach, den Lateinamerikaner benutzten, um ihre Achtung auszudrücken.

Er runzelte die Stirn und begann zu grübeln, zuckte aber schließlich mit den Schultern. Er könne sich nicht erinnern, sagte er, da er in seinem Leben einfach zu viele Patienten gehabt habe.

Der alte Mann zeigte sich statt dessen mehr an den Kräutern in meinen Gläsern interessiert. »Was ist das?« fragte er und deutete auf ein Gefäß.

»Das sind Kräuter, die wir aus dem Norden mitgebracht haben«, antwortete ich, erfreut, daß der Meister etwas über meine spärliche, in Auflösung begriffene Heilkräutersammlung wissen wollte. »Wie Sie sehen, haben wir Schwierigkeiten, sie frisch und frei von Schimmel zu halten«, fügte ich hinzu.

»Das liegt an den Glasgefäßen. Sie lassen die Feuchtigkeit nicht entweichen, so daß die Kräuter verderben. Ich zerhacke die Pflanzen und trockne sie in der Sonne«, erklärte er. »Anschließend lagere ich sie in einem Leinensack im Inneren des Hauses. Wenn man sie zwischendurch immer wieder einmal in der Sonne nachtrocknet, kann man sie monatelang aufbewahren. Ich beschäftige mich jetzt schon seit vierzig Jahren mit diesen Dingen, so daß ich einiges darüber weiß«, fügte er hinzu, wobei ein schelmisches Grinsen über sein faltiges Gesicht flog.

Ich war sprachlos. Mit seiner beiläufigen Bemerkung hatte er die Lösung eines unserer gravierendsten Probleme in Belize verraten: Wie schützt man getrocknete Kräuter vor der allgegenwärtigen Feuchtigkeit? Ich wollte mich für seinen Hinweis bedanken, aber alles, was ich herausbrachte, war: »Hmmm.«

Gleich darauf deutete er mit einem seiner krummen, vernarbten Finger auf ein Glas mit Lindenblüten. »Wozu benutzt du die?«

»Sie werden die Pflanze vielleicht unter ihrem mexikanischen Namen *Flor de Tilo* kennen. Die Blüten sind gut gegen Nervosität und helfen bei Schlaflosigkeit. Die Patienten nehmen sie gern, weil sie ein angenehmes Aroma haben.«

Er hob die Arme und rief: »*Flor de Tilo! Mamasita!* Seit vielen, vielen Jahren habe ich diese gesegnete Pflanze schon nicht mehr gesehen. Meine geliebte, leider verstorbene Frau stammte aus Yucatán in Mexiko, und ihre Familie sprach oft davon, wie sehr sie diese milden, aber wirkungsvollen Blüten vermißte. Und das hier?« fragte er und zeigte auf ein Glas mit Faulbaumrinde. Ich erklärte, daß ich diese Heilpflanze bei Magenschmerzen und Verstopfung anwendete. Während unserer Unterhaltung musterte er mich. »Du sprichst wie eine Mexikanerin. Bist du aus Mexiko?« fragte er.

Ich erklärte ihm, daß meine Eltern aus Italien beziehungsweise aus dem Irak stammten, daß ich allerdings in den USA geboren sei und mein Spanisch während meines siebenjährigen Aufenthalts in Guer-

16

rero in Mexiko gelernt hätte. »Dort, in einem Bergdorf der Hohen Sierra«, berichtete ich weiter, »habe ich bei den Nahua-Indianern zum erstenmal etwas über Heilpflanzen erfahren.«

»Es ist gut, sich mit der Medizin der Götter zu beschäftigen. Sie hilft manchmal auch dann noch, wenn die Ärzte nicht mehr weiterwissen. Irgend jemand muß den Menschen schließlich helfen, und so kommen sie zu uns, den *curanderos*.«

Ich fühlte mich geschmeichelt, daß er unsere Tätigkeiten auf eine Stufe stellte und daß er so viel Interesse an meinen Pflanzen zeigte. Bereits nach kurzer Zeit hatte mich sein Charme verzaubert.

Er warf einen Blick auf meine Massagebank, und ich wollte ihm schon eine chirotherapeutische Behandlung anbieten, um die Verspannungen und Knoten in seinem alten Körper zu lösen, als draußen ein lauter, klappriger Lastwagen vorfuhr.

»Ich muß gehen, *mamasita*«, sagte Don Elijio. Bevor er mich verließ, gab ich ihm noch einen Beutel getrockneter Lindenblüten, die ihn so begeistert hatten. »Ahhh, die werden mir zu einem ruhigen Schlaf verhelfen«, sagte er augenzwinkernd.

Als ich die schwielige, wettergegerbte Hand schüttelte, wußte ich, daß ich diesen Medizinmann wiedersehen wollte. Gleich darauf hörte ich mich fragen, ob ich ihn in seiner Praxis besuchen dürfe. »Ich muß noch viel über die Pflanzen aus Belize lernen«, sagte ich, »und vielleicht kann ich im Gegenzug etwas für Ihre verspannten Muskeln tun.«

»Aber natürlich«, sagte er begeistert. »Du kannst mich jederzeit besuchen. Ich plaudere gerne, und meine alten Muskeln hätten gewiß nichts gegen eine ordentliche Massage.« Er kicherte und schlurfte auf die sonnenüberflutete Straße hinaus.

Dort kletterte er in den Lastwagen, schaute noch einmal über die Schulter zurück und winkte mir majestätisch zu. Kurz darauf raste der Laster die staubige, mit Schlaglöchern übersäte Straße hinunter.

Trotz der Hitze und der düsteren Gedanken über die Zukunft unserer Farm fühlte ich mich nach dem Besuch des alten Maya-Heilers beschwingt und glücklich – auch wenn mir eine innere Stimme einflüsterte, er könne in Wahrheit doch der Scharlatan sein, von dem die Gerüchte sprachen. Was wäre, wenn er mein Interesse als sexuelles Angebot mißverstand? Wie ich von meiner Zeit in Mexiko wußte, interpretierten viele lateinamerikanische Männer – gleichgültig wie alt sie waren – die Freundlichkeit nordamerikanischer Frauen in dieser Richtung.

Während ich die Gläser mit den verschimmelten Kräutern in das Regal zurückstellte, fragte ich mich, ob Panti eigentlich Schüler habe. Auch wenn er noch recht vital wirkte, mußte er meiner Schätzung nach bereits über achtzig sein. Würde sein Wissen, wenn er starb, ein ähnliches Schicksal erleiden wie die mittelamerikanischen Urwälder, die dazu verurteilt scheinen, für immer von der Erde zu verschwinden? Waren seine Pflanzen schon mit den Methoden der modernen Wissenschaft untersucht worden? War dieser alte Mann alles, was von dem außergewöhnlichen Gesundheitssystem der alten Maya übriggeblieben war, ein letzter Vertreter einer einst verehrten, wenn nicht sogar vergötterten Kaste?

Der Gedanke, daß sein Wissen über Heilpflanzen und Krankheiten in Vergessenheit geraten könnte, beunruhigte mich. Ich fragte mich, ob er den Wunsch hatte, Schüler auszubilden. Würde er in einem solchen Fall vielleicht auch mich unterrichten?

Als ich später auf die Farm zurückkam, kreisten meine Gedanken nur noch um Panti, und ich bestürmte Greg sofort mit der Idee, die während des ganzen Nachmittags in meinem Kopf herumgespukt war.

»Du meinst doch nicht etwa den alten Hexendoktor?«

»Laß uns einen anderen Ausdruck benutzen«, bat ich ihn. »Mir kam er ausgesprochen bescheiden und weise vor.« Dann erzählte ich Greg, was Panti über die Glasgefäße gesagt hatte.

»Das ist die Lösung!« rief Greg. »Warum haben wir nicht selbst daran gedacht?«

Wir beendeten das Abendessen beim Licht unserer Kerosinlampen und legten Crystal auf dem alten Korbsofa schlafen, das einst im Wohnzimmer meiner Mutter gestanden hatte und nun durch eine indianische Decke von dem Rest der nur aus einem Raum bestehenden Hütte getrennt war.

Die rötliche Abenddämmerung senkte sich über den Dschungel, und mir wurde plötzlich klar, daß wir auf der Farm bleiben mußten, wenn ich mit Panti arbeiten wollte.

»Was hältst du davon, wenn wir doch in Belize bleiben?« fragte ich Greg, ohne mir über die Antwort auf diese Frage selbst im klaren zu sein.

»Das Leben ist viel härter, als ich es mir vorgestellt habe, Rose«, sagte mein erschöpfter Ehemann. »Ich glaube, meine Kräfte reichen einfach nicht aus, um den Alltag hier zu bewältigen. Ich bin immer müde und zweifle an manchen Tagen, daß ich auch nur das Notwendigste für unser Leben herbeischaffen kann.«

Sein Gesicht verdüsterte sich, als er von dem Stück Land sprach, das er im letzten Monat gerodet hatte. Inzwischen wuchsen die Urwaldpflanzen dort bereits wieder hüfthoch. Leider ließ es unsere finanzielle Situation nicht zu, jemanden anzuheuern, der mithalf, den sich unermüdlich ausbreitenden Dschungel zurückzudrängen.

»Ich glaube, wir hatten beide zu naive Vorstellungen von diesem Leben«, sagte Greg. Seine Stimme klang verzweifelt. Er stand auf, um einen Skorpion zu erschlagen, der in unserem rohbehauenen, hölzernen Spülbecken herumkroch. Der Umstand, daß es weder fließendes Wasser noch Strom gab und daß die einzige Straße häufig unpassierbar war, erschwerte unser Leben im Dschungel oft zusätzlich. Allein um nach San Ignacio, also in die nächste Stadt, zu kommen, mußten wir zehn Kilometer mit einem Kanu flußabwärts fahren. Irgendwie erinnerte unser Leben an eine anstrengende, nicht enden wollende Campingfahrt.

»Ich bin ebenfalls ziemlich am Ende«, gab ich zu, »ich bin es leid, mir ununterbrochen Gedanken um unsere Finanzen zu machen, und die ständige Feuchtigkeit ist auch kaum zu ertragen.«

Meine landwirtschaftliche Erfahrung reichte aus, um zu erkennen, daß der Boden auf unserer Farm nicht besonders fruchtbar war. Auch wenn man wegen der Üppigkeit des Dschungels und der Tatsache, daß das Land viele Jahre brachgelegen hatte, das Gegenteil vermuten könnte, bestand unser Besitz doch aus weiter nichts als ausgelaugtem, hartem Lehmboden, der mindestens drei Jahre lang bearbeitet werden mußte, damit man überhaupt etwas darauf anbauen konnte.

Greg und ich versuchten uns noch einmal klarzumachen, warum wir nach Belize gekommen waren. Wir wußten, daß das Leben nicht einfach sein würde; wir würden auf Dinge wie elektrisches Licht zum Lesen, eine heiße Dusche, eine Waschmaschine und viele andere Luxusgegenstände, an die wir gewöhnt waren, verzichten müssen. Probleme wie die ständige Schwüle und die Regenzeit würden zu unserem Leben gehören wie Kriminalität und Luftverschmutzung in einer Großstadt. Aber letztlich war es allein eine Frage der Ausdauer und der Prioritäten, die man setzte.

»Zum Teufel, es ist nicht das erste Mal, daß wir am Boden zerstört sind. Wir werden uns wieder aufrappeln«, sagte Greg und streichelte zärtlich meine Schulter.

»Ich würde Don Elijio gern näher kennenlernen«, sagte ich. »Ich möchte ihn bitten, mir etwas über die Heilpflanzen dieses Gebietes beizubringen. Vielleicht brauchen wir uns dann keine Gedanken mehr um die mitgebrachten, verdorbenen Pflanzen zu machen. Ich glaube, wir dürfen jetzt einfach nicht aufgeben.«

Greg nickte und setzte sich auf einen der fahrbaren Massagetische, die wir als Betten benutzten. »Vielleicht kann uns Panti sogar einige Tricks über das Leben im Dschungel verraten, was meinst du?«

Ich hörte kaum, was Greg sagte, da ich zu sehr mit meinen eigenen Gedanken beschäftigt war. »Nur für den Fall, daß er zustimmen würde, mich zu unterrichten. Meinst du, wir könnten uns das leisten?«

»Das könnte momentan etwas schwierig sein, Rose.

Ich habe gerade noch sieben Dollar in der Tasche.« Er kicherte, als er seine Taschen nach außen kehrte und dabei einige zerknitterte Dollarnoten und ein paar Nägel auf die Erde fielen.

Wir begannen zu lachen und bezeichneten uns als total verrückt. Dann kuschelten wir uns vor dem offenen Fenster aneinander, beobachteten den aufgehenden, silbernen Mond und tranken unseren Zitronengrastee. In diesem Moment schien der Urwald, der so schwarz war, daß er fast unsichtbar erschien, wieder unser Freund zu sein. Während wir dem an- und abschwellenden Chor der Frösche und Grillen lauschten, redeten wir uns gegenseitig zu, daß das, was wir uns erträumt hatten, immer noch möglich war.

So beschlossen wir, daß ich in der nächsten Woche Don Elijio einen Besuch abstatten würde.

3

Eine Gringa – ausgerechnet!

Die Trockenzeit hatte begonnen, und unsere Farm verwandelte sich wieder einmal von einem Sumpf in eine Wüste. Zwar hatten wir versucht, größere Bereiche mit Gras zu bepflanzen, aber bis das richtig angewachsen war, unterlag der Boden einem ständigen Zyklus von Schlamm, der zu Staub wurde, und Staub, der sich in Schlamm verwandelte. Natürlich bekam das auch unseren Feldern nicht gut, deren Erde entweder vom Regen ausgewaschen oder von der brennenden Sonne ausgetrocknet wurde. Manchmal sah der ausgedörrte und aufgerissene Boden aus, als hätte ein Erdbeben stattgefunden.

Wir saßen an diesem Tag bereits vor Sonnenaufgang bei einem tropischen Frühstück aus Brot und Früchten zusammen. Eine Woche war vergangen, seit ich Panti kennengelernt hatte, und heute war nicht nur Crystals erster Tag in der Grundschule von San Ignacio, sondern ich hoffte, es könne auch mein erster Ausbildungstag bei Don Elijio in San Antonio werden.

Wir gingen vorsichtig auf dem steilen, glitschigen Uferhang zum Fluß hinunter. Dort erwartete uns Thomas Green, ein großer, schlanker Kreole, am Ruder seines eigenhändig gefertigten Einbaums. Ich zwängte mich zwischen die Kinder und Schultaschen und bat Thomas, mich am gegenüberliegenden Ufer abzusetzen. »Ich treffe mich mit dem alten Urwalddoktor Elijio Panti«, erklärte ich.

»Sie besuchen den alten Mann?« fragte er erstaunt. »Das ist gut. Ich halte viel von ihm. Er weiß eine Menge«, fügte er hinzu, während er das Boot geschickt an das andere Ufer steuerte. Er deutete auf die Stelle, an welcher der versteckte Urwaldpfad begann, der bergauf durch den Urwald bis zur Straße nach San Antonio führte. Ich verabschiedete mich winkend von meiner Tochter und begab mich dann auf meine Ungewisse Wanderung.

Ich hatte ziemliche Schuldgefühle, daß ich Greg allein auf der Farm zurückgelassen hatte. Ihm fiel die undankbare Aufgabe zu, abgestorbene Bäume und Äste zu zerhacken, damit wir sie später verbrennen konnten. Es war unbedingt notwendig, das alte Holz zu vernichten. Der Dschungel kam noch immer bis auf fünf Meter an unsere Behausung heran. Die Farm verwandelte sich mit Beginn des Winterregens erfahrungsgemäß in ein Schlangenparadies, wobei die Tiere gerade die aufgeschichteten Holzhaufen gern als Versteck benutzten.

Das Frühstück war nicht sehr üppig gewesen, und ich machte mir Sorgen, ob Greg die schwere Arbeit auch nicht zuviel wurde.

»Vielleicht sollte ich doch lieber hierbleiben«, hatte ich gesagt, aber er hatte meine Bedenken beiseite geschoben und mir versichert, er würde mit allem fertig werden; außerdem wollte unser Nachbar Mick Fleming herüberkommen und ihm ein wenig helfen. Mick, Lucy und ihre Kinder waren die einzigen Nachbarn im weiten Umkreis. Ihnen war es inzwischen nach und nach gelungen, aus ihrem Besitz eine echte Dschungelfarm zu machen.

Den einen Arm nach vorn gestreckt, drang ich in das dichte Pflanzengewirr ein, wobei ich von Zeit zu Zeit Lianen mit der Machete abschlagen mußte. Schon nach fünfzig Metern begann ich zu ermüden, und meine Kleidung war durchnäßt von der Feuchtigkeit, die ständig von den Pflanzen herabtropfte.

Ich drehte mich um und warf einen Blick auf den Macal River. Über ihm lag Nebel, der sich wie ein chinesischer Drache durch den Urwald schlängelte. Von den Bäumen fielen pausenlos Tropfen auf die Wasseroberfläche, um dort in allen Farben des Regenbogens zu zerplatzen. Unterbrochen wurde die morgendliche Ruhe nur von einem kreischenden Chor Hunderter unsichtbarer *Chachalaca*-Vögel. Mich überkam in diesem Moment ein erhebendes Gefühl. Ich glaubte mich vom Urwald willkommen geheißen und weidete mich am üppigen Wachstum, voller Zuversicht, daß es mir gelingen würde, den Schlüssel zu den gut gehüteten Geheimnissen der Pflanzen zu finden.

Erneut wurde mir klar, warum wir uns in Belize so wohl fühlten. Wir befanden uns weit entfernt von den Abgasen, vom Verkehrslärm und vom Grau der Großstädte. Ich stand oberhalb des Flusses und war gefangen von dem flüchtigen Blick, den mir die Natur in ihr Allerheiligstes gestattete.

Gleich darauf wurde ich aus meinen Träumen gerissen, denn ich bemerkte, daß große rote Ameisen, die recht schmerzhafte Bisse austeilen können, an meinen Beinen emporkrabbelten. Nachdem ich sie abgeschüttelt hatte, setzte ich meinen Weg in den Urwald fort.

Die Strahlen der Morgensonne fielen durch das

dichte Blätterdach und tauchten den Wald in ein jade-artiges Licht. Ich schreckte einige junge Regenbogentu-kane auf, die sich an den Früchten eines Brotnußbaums gütlich getan hatten und nun eilig davonflogen. Ständig erblickte ich etwas Neues, aber sobald ich meine Augen zu lange vom Pfad abwendete, machte ich sehr schnell Bekanntschaft mit den unzähligen Dornen, die sich gnadenlos in mein Fleisch bohrten.

Ich folgte dem Pfad etwa zwei Kilometer durch eine Wildnis aus Palmen, Bäumen mit zottiger roter Rinde, stark duftenden Lianen und Schwärmen schillernder Schmetterlinge und anderer Insekten. Schließlich kündigte ein heller Streifen an, daß ich das Ende des kühlen, schattigen Waldes erreicht hatte. Kurz darauf trat ich auf die Straße, wo mich die glühende Hitze wie ein Schlag traf.

Einen Moment war ich unschlüssig, in welche Richtung ich gehen sollte, so daß ich meine zerfledderte Landkarte herausnahm, um mich zu orientieren. Der Cayo-Distrikt, in dem wir nun schon seit einiger Zeit lebten, gehört zum westlichen Teil des Landes und hat eine lange gemeinsame Grenze mit Guatemala. Bel-mopan, die Hauptstadt von Belize, liegt im östlichen Teil dieses Bezirks, San Ignacio dagegen im westlichen, etwa zehn Kilometer nördlich von unserer Farm. Außerdem gibt es weitere kleine Ansiedlungen, die nur über unbefestigte Straßen oder Flüsse zu erreichen sind. Zu diesen Ortschaften gehört auch San Antonio, das etwa neun Kilometer östlich von unserer Farm in den Hügeln der Maya Mountains liegt.

Ich begann mich nach rechts zu wenden und hoffte, damit die richtige Entscheidung getroffen zu haben. Wenn ich alles richtig durchschaut hatte, lagen noch ungefähr acht Kilometer auf der staubigen Straße vor mir. Bereits nach wenigen Minuten begann mir der Schweiß in die Augen zu laufen. Da nützte auch mein Strohhut nichts, dessen Krempe ich mir weit in die Stirn gezogen hatte, um mich vor dem grellen Sonnenlicht zu schützen. Nachdem ich ungefähr zwei Stunden gegangen war, kam ich an ein handgemaltes hölzernes Schild, auf dem stand: »Willkommen in San Antonio, Einwohnerzahl 860.«

Ich kletterte auf einen kleinen Hügel abseits der Straße und sah von dort das Dorf mit seinen roten Dächern und bunt bemalten Häusern vor mir liegen. Irgendwie erinnerten mich die Behausungen an eine Handvoll Bonbons, die jemand auf einem grünen Teppich ausgeschüttet hatte. Zwischen den Holz- und Steinhäusern gab es sorgfältig angelegte Gärten mit üppig wachsendem Gemüse, und über die Zäune hingen Drillingsblumen mit purpurfarbenen Blüten.

Dieses Tal wurde vermutlich bereits seit Tausenden von Jahren von Maya bewohnt. Erst kürzlich hatten Archäologen in der Nähe eine alte Siedlung entdeckt und in den über 300 Häusern zahlreiche Musikinstrumente gefunden.

Ich versuchte, mir die antike Ansiedlung vorzustellen, was aber beim ständigen Bellen der Hunde und dem Plärren der Radios im heutigen San Antonio nicht ganz einfach war. Kinder kamen angelaufen und riefen: »*Gringa, gringa*, gib uns Süßigkeiten!«

Einige Frauen waren dabei, Erdnüsse zu wenden, die auf Palmenmatten in der Sonne trockneten. Sie winkten mir zu, als ich vorüberging. Bisher hatte ich noch keine Männer gesehen, was sicher daran lag, daß wir uns mitten in der Erntezeit befanden.

Auf der Straße kamen mir drei barfüßige Maya-Frauen entgegen, die Getreidesäcke auf dem Kopf und Babys in ihren Armen trugen. »*Buenos días*. Wo kann ich denn das Haus von Elijio Panti finden?« fragte ich.

Die drei Frauen schauten sich an und versuchten ein Kichern zu verbergen. Schließlich deutete eine von ihnen, eine hübsche, mandeläugige Indianerin, auf die Hütte, vor der wir standen.

Als ich Pantis Haus und Praxis sah, fühlte ich mich an ein altes chinesisches Sprichwort erinnert: Manchmal erscheinen einem gerade die wichtigsten Menschen eines Dorfes wie Schildkröten im Schlamm. An einem niedrigen Zementbau mit Wellblechdach lehnte eine graue, baufällige Hütte aus Holz und Palmenblättern; dahinter stand eine weitere palmgedeckte Hütte mit teilweise eingefallenen Wänden und gähnenden Löchern im Dach.

Eine beleibte Frau vor einem Laden ganz in der Nähe von Pantis Anwesen musterte mich von oben bis unten, bevor sie sagte: »*Andando en el monte*« – er ist in den Bergen unterwegs. Ich folgte ihr in den Laden, dessen einziger Raum bis in den letzten Winkel mit Konserven, Schokolade, Kaffee, Schmalz, Kleidungsstücken, Besen und gepökelten Schweineschwänzen vollgestopft war. Sie öffnete die Tür eines rostigen, gasbetriebenen Kühlschranks und gab mir eine Dose mit kaltem Saft.

Als sie hinausging, um sich um ihr weinendes Baby zu kümmern, setzte ich mich in eine schattige Ecke. Die Frau kam kurz darauf zurück und ließ sich auf einen Stuhl in meiner Nähe nieder, um ihr Baby zu stillen. Sie sei Isabel, die Frau von Angel, Don Elijios

Enkel, sagte sie und erzählte mir dann, daß der alte Mann viele Patienten zu behandeln habe und daher manchmal bis spät in den Abend hinein arbeiten müsse.

»Sind Sie krank?« fragte sie und musterte mich erneut, um irgendwelche Anzeichen eines Gebrechens zu erkennen. »Sie können in seiner Küche auf ihn warten. Vermutlich wird er gegen Mittag, wenn der Lastwagen mit den ersten Patienten eintrifft, zurück sein.«

Die Palmhüttentür, die nur noch mühsam in den Angeln hing, stand offen. Die Kühle im Innern der baufälligen Behausung überraschte mich. Der Raum war ungefähr drei mal drei Meter groß. Auf dem Boden standen drei Hackblöcke, und daneben lagen Dutzende von Säcken mit Blättern, getrockneten Heilkräutern und Getreide. Moderne medizinische Geräte konnte ich nirgendwo entdecken. Ich hätte mich genausogut in einer prähistorischen Indianerhütte befinden können.

In Mexiko hatte ich selbst schon in Hütten wie dieser gelebt. Den Mittelpunkt bildete hier ein Herd aus Ton, mit dessen Asche gerade ein vorwitziges Huhn seine Federn einstäubte. Ein großes schwarzes Schwein kam grunzend zur Tür herein und lief zu einem Korb mit getrockneten Maiskolben. »Cuchi, cuchi«, rief ich, um es davonzujagen. Das Schwein starrte mich an, bevor es sich tatsächlich entschloß davonzutrotten.

»Diese Biester respektieren nichts und niemanden«, sagte ein Mann, der im gleichen Moment die Hütte betrat. Ihm folgten eine Frau und ein kleines Kind. Nachdem sie sich auf Hockern niedergelassen hatten, begannen wir uns zu unterhalten. »Meine Tochter ist krank«, erzählte die Frau, während sie über den Kopf des Kindes strich. »Sie ist schon vier Jahre alt, aber sie sieht immer noch aus, als sei sie zwei.«

Das teilnahmslose Mädchen blickte zu mir auf und löste augenblicklich meine Fürsorgeinstinkte aus. Ganz offensichtlich konnte es die Arme nicht richtig kontrollieren, und es sabberte ein wenig. Die Augen wirkten leer, der Atem ging flach, und unter dem dünnen, lavendelfarbenen Kleid schlug das Herz wie ein gefangener Vogel.

Das Mädchen leide schon seit Monaten an Durchfall und müsse sich ständig übergeben, erklärte die Mutter. Sie hatten das Kind bereits in mehreren Krankenhäusern Guatemalas und Mexikos untersuchen lassen, aber dann war ihnen das Geld ausgegangen.

»Alle Ärzte sagen dasselbe«, erklärte die Mutter. »›Unsere Geräte zeigen nichts an, also ist das Kind auch nicht krank. Es braucht weiter nichts als eine ausgewogenere Ernährung mit viel Vitaminen.‹ Schließlich hat uns eine Krankenschwester in Guatemala geraten, es doch einmal bei dem Naturheiler Don Elijio zu versuchen.«

»Gibt es in Ihrem eigenen Dorf keine *curanderos*?« fragte ich, überrascht, daß sie so weit gereist waren, um einen Urwaldarzt aufzusuchen.

»Es gab früher welche, aber sie sind inzwischen alle gestorben, und niemand hat ihr Wissen erlernt«, sagte die Frau niedergeschlagen. Das war die übliche Geschichte. Überall auf der Welt verschwanden die Naturheiler und mit ihnen auch die alten Heilmethoden.

Ich hielt immer wieder nach Panti Ausschau, und schließlich sah ich seine kleine, kräftige Gestalt den

Hügel hinter den Hütten heraufkommen. Er trug einen schweren Sack, dessen Riemen er nach Maya-Art um die Stirn gelegt hatte. Ich ging hinaus, um ihm zu helfen, und war überrascht von dem Gewicht seines Sacks.

»*Buenos días*«, sagte er. »Bring ihn bitte in die Hütte. Ich muß erst noch etwas trinken, dann werde ich mich um dich kümmern.« Ich freute mich, ihn wiederzusehen, während er mich kaum bemerkte, sondern nur einen kurzen Blick in die Hütte warf, um zu sehen, wie viele Patienten auf ihn warteten. Gleich darauf erschien eines seiner Enkelkinder und brachte ihm eine große Tasse *atole,* ein warmes, süßes, aus gemahlenem Mais hergestelltes Getränk, das in Mittelamerika weit verbreitet ist. Er verschwand damit im steinernen Anbau.

Der Lastwagen aus San Ignacio erschien gegen halb zwölf. Zu den Ortschaften abseits der Hauptstraßen fahren in Belize keine Busse, so daß es geschäftstüchtigen Männern überlassen ist, einen Lastwagen zu kaufen, um damit regelmäßige Fahrten in die umliegenden Orte zu unternehmen. Sie befördern auf der Ladefläche häufig bis zu dreißig Menschen, dazu Hühner und alle möglichen landwirtschaftlichen Geräte. Die drei Personen, die heute ausstiegen, machten dagegen einen vergleichsweise verlorenen Eindruck. Der Fahrer deutete auf Pantis Küche, und bald warteten wir zu siebt in der winzigen Hütte auf Don Elijio, während Hühner den Boden vor unseren Füßen nach etwas Freßbarem durchscharrten.

Schon bald entwickelte sich ein lebhaftes Gespräch, und zwar in einer so herzlichen Atmosphäre, daß man glauben konnte, hier unterhielten sich alte

Freunde und nicht etwa Fremde, die auf einen Arzt warteten. Wir sprachen über die Transportschwierigkeiten, über Krankheiten und über die große Hitze, die auch heute wieder herrschte. Wenn die Rede auf Don Elijio kam, nannten die Patienten ihn respektvoll *el viejito*, alter Mann, manchmal auch *numero uno* oder *el mero*, was soviel bedeutet wie der einzige oder echte.

Schließlich kam Panti herein und kündigte an, daß er nun bereit sei, seine Patienten zu empfangen. »Ich behandle Menschen seit über vierzig Jahren mit Gebeten, aber auch mit Wurzeln, Kräutern und Rinde«, erzählte er uns, wobei er jedes einzelne Wort mit Gesten unterstrich. »Ich heile Diabetes, Bluthochdruck und sogar Krebs. Ich bin niemals zur Schule gegangen – ich kann nicht einmal meinen eigenen Namen schreiben –, aber hier drin befindet sich eine Menge Wissen.« Er tippte sich mit einem grün verfärbten Finger an die Stirn.

Die Eltern des kranken Kindes standen auf und trugen ihre Tochter in das steinerne Haus. Ich spähte in das Behandlungszimmer und sah, daß sie das Mädchen auf ein behelfsmäßiges Bett gelegt hatten – eine alte Tür auf zwei Zementblöcken. Als sie die Binden von den Beinen des Kindes abnahmen, war ich entsetzt über die vielen entzündeten Wunden.

»Das Kind hat Würmer, *ciro*, Gastritis, und außerdem schmutziges Blut«, sagte Panti. »Der *ciro* ist allerdings das größte Problem. Oh, ich kenne den alten *cabrón* sehr gut. Der Schweinekerl liebt es, die Ärzte zum Narren zu halten. Aber mich täuscht er nicht.

Es gibt drei Arten von *ciro*«, erklärte er. »Zunächst einmal die trockene, bei der Verstopfungen auftreten, dann die rote, die mit blutigem Stuhl verbunden ist, und die weiße, mit Schleimbildung im Stuhl.«

Angefangen hatte alles mit der schlechten Verdauung des Kindes, die für das verunreinigte Blut verantwortlich war. Dann kam der Wurmbefall hinzu und die offenen Beine. »Verunreinigtes Blut muß immer durch die Haut ausgeschieden werden«, erklärte er. »Für mich ist die ganze Sache kein Geheimnis. Sie wird geheilt, *mamasita*, hab keine Angst. Gott wird uns dabei helfen.«

Aus der als Warteraum genutzten Küche holte er einen Beutel mit getrockneten Pflanzen und ein Bündel Kräuter, die vom Dach herabhingen und die ich als *Epasote* (Teegänsefuß) erkannte, und zerrieb sie. Anschließend ging er zurück ins Steinhaus; kurz darauf ertönte lautes Gelächter.

In ähnlicher Weise verlief die Behandlung aller Patienten. Zunächst führte er sie ins Steinhaus, dann kam er zurück in die Hütte, um Kräuter zu holen, und anschließend hörte ich lautes Lachen. »So heile ich die Menschen nun schon seit vierzig Jahren«, versicherte er mir gestenreich, als ob er sich auf einer Bühne befände.

Erst Stunden später war die Arbeit getan. Obwohl er sich um so viele Menschen gekümmert hatte, zeigte er keine Anzeichen von Ermüdung. Ich war die einzige Person, die noch im Wartezimmer saß. »Und was für ein Problem hast du?« fragte er.

»Ich bin nicht krank, Don Elijio. Mein Name ist Rosita, und ich bin hergekommen, um Sie zu besuchen. Wir haben uns letzte Woche in San Ignacio kennengelernt. Vielleicht erinnern Sie sich, daß wir uns über Heilkräuter und über Heilverfahren unterhalten haben und daß ich darum gebeten habe, Sie einmal besuchen zu dürfen?«

Er schlug sich mit der Hand vor die Stirn. »Es sind die Augen, verstehst du? Ich kann dein Gesicht nur verschwommen erkennen. Ansonsten bin ich noch rüstig genug, eine Fünfzehnjährige zu heiraten. Nur daß ich nicht wüßte, ob ich eine Frau küsse oder einen Baum. Bald werde ich nicht einmal mehr in der Lage sein, Medizin für meine Patienten zu sammeln.«

»Ich würde mich glücklich schätzen, wenn ich Ihnen meine Augen im Urwald leihen dürfte«, bot ich ihm an. »Ich bin ebenfalls Naturheilerin und würde sehr gern etwas über Ihre Pflanzen lernen.«

»Aha, du willst also etwas lernen, Kindchen? Es ist sehr lobenswert, daß du dich für meine Pflanzen interessierst, aber ich kann dich nicht unterrichten.«

»Ich würde Ihnen nicht zur Last fallen, Don Elijio. Ich sehe ja, daß Sie ein außerordentlich beschäftigter Mann sind. Ich möchte Ihnen vielmehr helfen, so gut ich kann.« Erneut fragte er, ob ich *Mexicana* sei, und ich wiederholte, daß ich aus Chicago in den Vereinigten Staaten stamme.

»Es bringt nichts, eine *gringa* auszubilden«, sagte er abweisend. »Eines Tages wirst du nach Hause zurückkehren. Das ist nur natürlich. Und dann wird alles, was ich dir beigebracht habe, verloren sein. Ich bin jetzt siebenundachtzig Jahre alt, aber niemand hier will etwas von mir lernen. Natürlich kommen sie, um sich behandeln zu lassen, aber wo ist derjenige, der bereit ist, diese harte Arbeit fortzusetzen?«

Einige Dorfbewohner würden ihn sogar auslachen, erzählte er, und ihn als *zampope* bezeichnen. Damit sind Blattschneiderameisen gemeint, die mit ihren kräftigen Mundwerkzeugen Blätter zerteilen und die Stücke dann pausenlos durch den Urwald in unterirdische Bauten tragen.

»Sie sagen, ich habe einen Pakt mit dem Teufel geschlossen. Aber das ist nicht wahr. Noch nie ist hier Jemand ohne fremde Hilfe hereingekommen und hinterher hinausgetragen worden, aber viele sind hereingetragen worden und dann aufrecht hinausgegangen.«

Es gebe, fügte er bei, noch einen anderen Grund, warum er mich nicht unterrichten könne. Seine Medizin stamme von den Geistern der Maya. »Daher sind Gebete sehr wichtig für meine Arbeit, und unsere Geister sprechen die Maya-Sprache, und du nicht. Ganz abgesehen davon, hast du auch keinen *Sastun*, meine Tochter.«

»Was ist ein Sastun?« fragte ich.

»Es ist das Spielzeug der Maya-Geister und das geheiligte Werkzeug aller Maya-Medizinmänner«, erklärte er und betrachtete damit meine Frage als beantwortet.

Ich hatte allerdings keine Vorstellung, was ein Sastun mit meinem Wunsch zu tun hatte, etwas über die Heilpflanzen Belizes zu lernen, entschied mich aber, jetzt nicht weiter in ihn zu dringen. Schließlich wollte ich ihm nicht auf die Nerven gehen.

Es war inzwischen nach sechzehn Uhr, und ich mußte mich auf den Heimweg machen, wollte ich noch vor der Dunkelheit zu Hause sein. Als ich meine Sachen zusammenpackte, kamen einige Junge Maya-Frauen mit ihren Babys herein. Durch die Tür konnte ich erkennen, daß Panti das pummelige Handgelenk eines Jeden Babys ergriff und einige Maya-Worte flüsterte. Dann nahm er das Fußgelenk, anschließend das andere Handgelenk und schließlich das zweite Fußgelenk.

»Entschuldigen Sie, Don Elijio«, sagte ich und versuchte, das örtliche Protokoll einzuhalten. »Darf ich nächste Woche wiederkommen und Sie besuchen?«

»Aber natürlich, *mamasita*. Ich bin immer hier, gerade so, wie du mich jetzt hier siehst.«

Als ich auf die Straße hinausging, hörte ich ihn mit den jungen Müttern in der wohlklingenden, geheimnisvollen Maya-Sprache reden. Kurz darauf begannen die Frauen vor Vergnügen zu quietschen, und ihr Lachen begleitete mich noch eine Weile, bis ich schließlich alle Geräusche des Dorfes hinter mir ließ und nur noch meine eigenen Schritte im Gras hörte.

4

Natürliches und Übernatürliches

Einen Monat später machte ich mich erneut auf, um Panti zu besuchen. Da es mehrere Tage hintereinander geregnet hatte, war der Boden sehr glitschig, und ich hatte größere Mühe, den steilen Pfad hinaufzuklettern. Mehrmals rutschte ich aus und fiel hin, so daß meine Kleidung und mein Rucksack bald von einer dicken Schicht roten Schlamms bedeckt waren. Aber ich hatte schließlich ein Ziel vor Augen und ließ mich nicht entmutigen. Schon bald wurde das Gelände einfacher, so daß ich Zeit hatte, auch immer wieder einmal einen Blick auf die voll erblühten tropischen Bäume und Büsche zu werfen.

Unter einem Mammiapfelbaum machte ich eine Pause und nahm einen Schluck aus meiner Feldflasche. Als ich auf den Boden sah, entdeckte ich eine Kolonne Blattschneiderameisen, die mich sofort an Panti erinnerten. Ich beobachtete die Tiere, wie sie unermüdlich die kleinen grünen Blattstückchen davonschleppten – schwere Lasten für ihre winzigen Körper. Ich konnte es kaum erwarten, den alten Mann wiederzusehen.

Don Ehjio saß auf dem Küchenboden und zerhackte Heilpflanzen. Dabei unterhielt er sich mit der Mutter des kranken Kindes, die ich hier im vorigen Monat kennengelernt hatte.

»*Buenos días*«, grüßte ich und ging hinein. Die Frau stellte sich mir vor. Ihr Name war Juanita, ihre Tochter hieß Maria. »*Yo soy Rosita*«, sagte ich. Die beiden hatten ihr Lager in einer Ecke aufgeschlagen, und Maria schlief fest auf einer alten Tür ohne Matratze und Kopfkissen. In der Tradition der Maya ist es üblich, daß die Medizinmänner ihre Patienten bei sich aufnehmen, da viele von sehr weit her kommen und zu arm sind, um sich eine Unterkunft zu mieten.

Panti würdigte mich keines Blickes, sondern sagte nur höflich hallo, bevor er sich wieder seinen Pflanzen zuwandte. Er schien nicht einmal zu bemerken, daß Juanita gerade einige hölzerne Pfosten aus der Wand des Hauses riß und sie ins Feuer legte. Inzwischen fehlte bereits mehr als die Hälfte der Wand, und wenn sie in diesem Tempo fortfuhr, würde sie innerhalb kürzester Zeit auch den Rest schaffen.

Juanita bemerkte mein Erstaunen. »Es hat diese Woche viel geregnet«, erklärte sie inmitten von Töpfen und Gefäßen, die den Regen, der durchs Dach tropfte, aufzufangen hatten. »Das ganze Holz ist naß. Aber wir müssen ein Feuer unterhalten, damit Maria warm hat und wir etwas kochen können.«

»Ich habe dieses Haus vor fünfzig Jahren gebaut«, fiel Panti ein. »Meine Frau und ich haben hier gelebt wie zwei Kätzchen auf einem Kissen. Das Dach ist inzwischen verrottet, aber die Eckpfeiler nicht! Die werden uns alle überleben. Sie stammen von der *Escoba*-Palme, die vom Verrotten keine Ahnung hat. Aber dieses Haus ist nicht mehr zu retten. Und wenn es vollkommen eingefallen ist, wird Gott mir helfen, ein anderes zu bauen.«

Als seine Frau noch lebte, hatte sie sich um die Patienten gekümmert, hatte sie mit frischen Bohnen, Kürbissen und hausgemachten Tortillas versorgt und darauf geachtet, daß es stets gemütlich und warm war. Und obwohl er sich bemühte, es ihr gleichzutun, war es doch nicht mehr dasselbe.

»Ich kann bei diesem feuchten Wetter nicht hinausgehen und Holz sammeln – nicht mit meinem Rheumatismus und meinen schlechten Augen –, und die Mutter will das Kind nicht allein lassen«, sagte er und zuckte die Schultern.

Maria erwachte und setzte sich auf. Ich war erstaunt, wie sehr sich ihr Zustand verbessert hatte. Die Augen, die vorher ausdruckslos und trübe gewesen waren, wirkten nun klar und glänzend. Sie hielt ihren Körper aufrecht, und es war kein Zeichen mehr von Teilnahmslosigkeit zu entdecken. Sogar ihr Haar, das zuvor matt und spröde gewesen war, sah sehr gesund aus.

»Du siehst viel hübscher und fröhlicher aus als früher«, sagte ich, als ihre Hand zerbrechlich und vertrauensvoll in meiner lag.

»Es gibt niemanden, der es mit Gott und Don Elijio aufnehmen kann«, sagte Juanita lächelnd, während sie das Bett ihres Kindes zurechtmachte.

Ich erbot mich, Feuerholz zu holen. »Da ich schon von oben bis unten mit Schlamm bedeckt bin, wird man es kaum merken, wenn ich noch einige Male hinfalle«, scherzte ich.

»Ja, du bist noch jung und hast viel Blut«, sagte Don Elijio. »Wenn man jung ist, scheint einem nichts zu schwierig. Aber ich bin immer noch stark und unverwüstlich wie ein junger Mann, und ich würde gern wieder heiraten – ein fünfzehnjähriges Mädchen vielleicht, das mich während der Nacht warm hält und mir etwas ins Ohr flüstert und das mich küßt, küßt, küßt«, sagte er fröhlich und tat so, als hielte er eine unsichtbare Braut im Arm.

Juanita und ich kicherten, was ihn nur weiter anspornte.

»Ich brauche eine Decke, die mich nachts warm hält, eine Decke aus Fleisch und Blut, die sich umdreht, wenn ich mich umdrehe. Wolldecken fallen nur immer auf den Boden herab«, sagte er und spielte einen unruhig Schlafenden.

Juanita stiegen vor Lachen die Tränen in die Augen. Sie hob ihre Hände und erklärte: »Don Elijio, Sie sind schamlos!«

»Ja, *mamasita*. Scham- und frauenlos. Was ist ein Mann ohne eine Frau? Gerade einmal die Hälfte von nichts. Eine Frau kann einem Mann sehr viel geben«, versicherte er so ernst, daß wir aufhörten zu lachen.

»Ich brauche eine Frau, die mein Haus führt und die mir bei den Patienten hilft«, sagte er. »Aber auch mein Herz ruft nach einer Frau, und mein Körper sehnt sich nach einem weiblichen Wesen.«

Ich ließ die beiden mit ihrer Unterhaltung allein und ging hinaus, um für das notwendige Feuerholz zu sorgen. Bald darauf kehrte ich mit einer Ladung Brennmaterial zurück, die zumindest für den Rest des Tages reichen würde.

Panti verarztete gerade die Beine des Kindes. Er wusch die offenen Wunden sorgfältig mit einer warmen grünen Flüssigkeit aus und trocknete sie anschließend mit seinem zerknitterten Taschentuch. Dann griff er unter das Bett und holte ein verstaubtes Glasgefäß hervor, aus dem er ein grünlich-schwarzes

Pulver auf die Beine des Kindes streute. Wie ich feststellen konnte, sahen die Wunden längst nicht mehr so schlimm aus wie früher – einige waren sogar bereits völlig verheilt. Als der Puder auf das offene Fleisch fiel, begann das Kind zu wimmern und nach seiner Mutter zu rufen: »*Me quema!*« Es brennt!

Zuversichtlich und mit Vertrauen in seine Kräuter antwortete Panti sanft: »Ja, mein Herz, es brennt, aber es hilft auch.«

Nachdem ich das Brennholz neben dem Herd aufgestapelt hatte, zog ich meine Machete aus der ledernen Scheide und begann sie mit Pantis Feile zu schärfen. »Kann ich Ihnen helfen, die Heilkräuter zu zerhacken?«

Er betrachtete mich mit seinen sanften müden Augen und fragte: »Bist du krank? Sag mir, was du hast, bevor der Lastwagen mit den vielen Menschen aus der Stadt kommt. Jetzt ist noch genug Zeit, über deine Krankheit zu sprechen.«

Wie ich schmerzlich feststellen mußte, erinnerte er sich auch dieses Mal wieder nicht an mich, weder an mein Gesicht noch an meine Stimme. Ich sagte ihm freundlich, wer ich war und daß wir uns bereits zweimal getroffen hatten. »*Yo soy Rosita.*« Ein Lächeln flog über sein lederartiges Gesicht, als er sich erneut für seine schlechten Augen entschuldigte und erzählte, daß eine Woche zuvor amerikanische Ärzte im Dorf gewesen waren und ihm gesagt hatten, daß er am grauen Star erkrankt sei.

Mit seiner abgenutzten Machete deutete er in eine entfernte Ecke des Raumes zu einem anderen Hackblock. »Diese Säcke dort, die von den Dachsparren herabhängen – schütte sie aus«, ordnete er an. Ich folgte seinen Anweisungen und setzte mich dann ihm gegenüber auf den schmutzigen Fußboden. Er schob mir ein Bündel knorriger brauner Lianen herüber und forderte mich auf, ihm zuzusehen, wie er sie zerhackte. »Nicht zu groß. Nicht zu klein. Genau so.«

Schweigend machten wir uns an die Arbeit. Zu hören war nur das Rascheln der Pflanzen und das Geräusch der Macheten, wenn sie auf das Holz schlugen. »Was für eine Liane ist das?« fragte ich schließlich in die Stille hinein.

»Das ist eine Mannsliane. Sie hilft gegen *ciro*, und ihre Wurzeln wirken bei Männern, die zu einer bestimmten Sache nicht mehr in der Lage sind.«

Ich lächelte angesichts seiner vorsichtigen Umschreibung und schaute zu, wie er die Pflanzen zerhackte. Trotz seines schwindenden Augenlichts schien er mit dieser Arbeit keine Schwierigkeiten zu haben. Von Zeit zu Zeit drohte mein Herz allerdings stehenzubleiben, wenn ich sah, daß seine Machete den bereits stark vernarbten Fingern gefährlich nahe kam.

Juanita nahm Maria auf den Arm und setzte sich auf den einzigen Stuhl im Raum. Das Mädchen hielt eine arg mitgenommene nackte rosafarbene Puppe ohne Arme und Beine in ihrer Hand. Mit den dünnen Fingern fuhr sie vorsichtig die Augen und Mundlinien der Puppe nach. Sie schlenkerte ihre dünnen nackten Beine hin und her, so daß ein wenig von Don Elijios schwarzem Wundpuder auf das Kleid der Mutter fiel, das bereits zahlreiche andere Flecken aufwies.

»*Ciro* ist etwas, das wie ein Kaninchen in deinen Bauch hüpft, aber es ist kein Kaninchen«, sagte Don Elijio, ohne seine Arbeit zu unterbrechen. »Vielmehr handelt es sich um eine sehr schwere Magenerkrankung.«

Juanita wies ihn darauf hin, daß kein *Epasote* mehr vorhanden war. Maria hatte den Rest am Morgen bekommen. Trotz des Regens mußte jemand noch vor dem Dunkelwerden einige dieser Kräuter holen.

Ich kannte den Teegänsefuß aus meiner Zeit in Mexiko und erklärte mich bereit, ihn zu suchen. Don Elijio war skeptisch, händigte mir aber dennoch einen kleinen Musselinsack aus.

Schon als ich die Straße einige hundert Meter hinuntergegangen war, wurde ich an einem kleinen Bach zwischen verrosteten Dosen und Plastikflaschen fündig. Ich füllte den Beutel mit den frischen aromatischen Blättern und kehrte in die Hütte zurück.

Don Elijio war ganz offensichtlich überrascht, daß ich so schnell zurückgekommen war. Seine Verwunderung nahm noch zu, als er den Inhalt des Beutels überprüfte und feststellte, daß ich die richtigen Pflanzen mitgebracht hatte. Wortlos schüttete er den *Epasote* in einen Topf mit kochendem Wasser, der auf dem Herd stand.

Der Nachmittagslastwagen traf ein, und gleich darauf erschienen vier Patienten in Pantis enger Küche. »Ist dies das Haus des Arztes Elijio Panti?« fragte ein braungebrannter Mann.

»Elijio Panti?« rief der alte Naturheiler, ohne seine Arbeit zu unterbrechen. »Da hast du Pech gehabt. Der Schurke ist nicht mehr hier. Sie haben ihn schon vor längerer Zeit aus dem Dorf gejagt. Sie behaupten, er sei nichts weiter gewesen als ein verrückter Narr.«

Der Mann und seine Familienangehörigen sahen mich erschrocken an und waren schon fast dabei umzukehren, als Panti sie zurückhielt und sich vorstellte. »Ich benehme mich manchmal wie ein ungezogener Junge. Das ist nun mal meine Art. Ich bin Elijio Panti. Sagt mir, was euch fehlt.«

Wie sich herausstellte, waren die Leute aus dem Valley of Peace gekommen, einem Lager, das in der Nähe von Belmopan für Flüchtlinge aus El Salvador eingerichtet worden war. Sie waren schon seit längerer Zeit krank, und niemand war in der Lage gewesen, ihnen zu helfen. »Wir haben von Ihnen durch einen Nachbarn erfahren, der Ihre Fähigkeiten über alles lobt und ständig dafür betet, daß Sie noch viele Jahre leben«, sagte der Salvadorianer.

Zunächst deutete er auf seine verheiratete achtzehnjährige Tochter und erklärte, sie bekomme keine Kinder. Das junge Mädchen errötete und bohrte mit ihrem Kunststoffschuh in der Erde.

Don Elijio wedelte mit seiner Machete in der Luft herum. »Ich helfe Frauen, die Kinder wollen, und denen, die keine wollen. Normalerweise sind es Probleme mit dem Uterus. Er ist das Zentrum der Frau. Ohne ihn existiert sie praktisch nicht. Ist die Gebärmutter nicht in Ordnung, geht alles schief. Ich massiere meine Patientinnen, behandle sie mit Tee, Bädern und spreche Gebete. Dann muß man nur noch abwarten. Sie wird mit Sicherheit ein Baby bekommen«, sagte er und deutete mit seinen Händen einen dicken Bauch an.

Der Mann wirkte immer noch besorgt. Er hatte selbst ein Problem, das allerdings sehr viel schwieriger zu erklären war. »Mein Glück hat mich verlassen«, stieß er nervös hervor.

Es hatte angefangen, als er seinen Job als Wachmann verlor, nachdem ein mißgünstiger Kollege Lügen über ihn verbreitet hatte. Danach waren er und seine Frau, mit der er seit zwanzig Jahren glücklich verheiratet war, immer häufiger in Streit geraten. »Irgend etwas geht nicht mit rechten Dingen zu«, sagte der Mann. »Es muß jemanden geben, der uns das antut. Ich muß einen Feind haben.«

Panti nickte und sagte dann eindringlich: »Das ist etwas für den Sastun! Komm mit hinüber ins andere Haus. Dort werden wir uns dein Glück einmal ansehen und nachschauen, ob alles mit rechten Dingen zugeht oder nicht.«

Die Familie folgte Panti, und ich hoffte, ebenfalls teilnehmen zu dürfen, erhielt jedoch keine Einladung.

Kurz darauf hörte ich einen sonoren Gesang. Panti benutzte hauptsächlich Maya-Worte, so daß ich nicht verstand, worum es ging. Dann ertönte ein Geräusch, das klang, als würde jemand mit einem Tongefäß auf Holz schlagen. Durch die Tür konnte ich erkennen, wie Panti die rechte Hand des Mannes nahm, eine kleine, durchscheinende Kugel von der Größe einer Murmel hineinlegte und den Arm des Mannes langsam hin und her bewegte, so daß die Murmel umherzurollen begann. Panti brachte sein Gesicht nah an die Handfläche, deutete mit dem Finger auf die Kugel und rief: »Ja. Dort ist es. Siehst du den schwarzen Punkt? Das ist dein Pech. Das ist deine Krankheit. Mißgunst. Nichts als Mißgunst.«

Panti lächelte den Mann wie ein fürsorglicher Vater an und fuhr in seiner Diagnose fort. »Wenn man genug zu essen hat, einen guten Job, gesundes Vieh und wohlgeratene, gehorsame Kinder, dann kann es leicht passieren, daß ein Nachbar neidisch wird. Davon wird man krank und verliert all seine Kraft und seinen Elan. Aber mach dir keine Sorgen, mein Freund, das kriegen wir leicht wieder hin. Ich verstehe etwas von diesen Dingen.«

Ich hatte keine Ahnung, was Panti vorhatte, begann aber langsam zu verstehen, wie er arbeitete. Zweifellos beschränkten sich seine Fähigkeiten nicht auf die Kenntnis von Heilpflanzen; das steinerne Haus war in gewisser Weise einer jener Maya-Tempel, in denen früher Schamanen den Geist, den Körper und die Seele mit physischen und übernatürlichen Kräften heilten.

Ich vermutete, daß er so etwas wie ein H'men sei. Dieser Begriff läßt sich in etwa mit »Wissender« übersetzen und ist eine Art Ehrentitel, den man den Ärztepriestern und -priesterinnen der alten Maya-Zivilisation verlieh, lange bevor Cortez und Bischof de Landa die Kultur, die sie in der Neuen Welt vorfanden, ausrotteten.

Wenig später kam die Familie aus dem Haus und setzte sich auf eine Bank an der Straße. Alle hatten sie einen Beutel mit Arzneien auf sich. Fröhlich und entspannt stärkten sie sich mit Gebäck und Getränken. Jetzt, da sie auf den Lastwagen in die Stadt warteten, sahen sie aus wie sorglose Touristen. Kaum etwas erinnerte an die ängstlichen Patienten, die vor einer Stunde hier angekommen waren.

Panti kehrte in die Hütte zurück und setzte sich mit glühenden Wangen an seinen Hackblock. Ich hatte unzählige Fragen, wußte aber nicht, wo ich anfangen sollte. Auch wollte ich nicht neugierig und aufdringlich erscheinen. Schließlich sagte ich: »Es gab anscheinend eine Menge zu lachen da drüben?«

Er nickte. »O ja. Viele Menschen denken einfach zuviel, aber wenn man sie zum Lachen bringt, ist die Hälfte ihres Kummers und ihrer Krankheit bereits verschwunden.«

Nachdem wir eine weitere Stunde Kräuter zerhackt hatten, rappelte sich Don Elijio auf und sagte, er müsse sich noch um eine Mutter und ihr neugeborenes Baby kümmern. Ich blieb in der Hütte und verarbeitete bis zum späten Nachmittag Heilpflanzen. Dann fegte ich den Hof und räumte den Abfall beiseite, den seine Patienten hinterlassen hatten.

Als ich durch den Regen nach Hause ging, sann ich darüber nach, was für ein humorvoller alter Mann Panti war. Sein natürliches Mitgefühl und seine Fähigkeit, sich in die Ängste und Nöte der Menschen hineinzuversetzen, beeindruckten mich. Ungeachtet des Geredes sah ich in ihm keinen »Hexendoktor«. Für mich war er ein Naturheiler von höchsten Graden und ein sehr talentierter Clown. Für mich war er ein *H'men*, ein Weiser.

5

Der Jaguarmann

Als ich in der nächsten Woche in Don Elijios Praxis kam, traf ich ihn allein an. Mir war nicht klar, ob er sich an mich erinnerte oder nicht, aber auf jeden Fall nahm er mein Angebot, ihm zu helfen, an und schien sich über mein Geschenk, einen Beutel europäischer Kamille, zu freuen.

Ich machte uns einen Tee, und während wir frisch gesammelte Lianen zerhackten, die einen beißenden Geruch ausströmten, erzählte mir Don Elijio seine Lebensgeschichte.

Er war in San Andreas geboren, einer kleinen Maya-Siedlung am Petén-Itzá-See in Guatemala. Noch während Pantis Kindheit tötete sein Vater Nicanor, der sich bereits mit fünfzehn Jahren einen Namen als *hechisero*, Schwarzmagier, gemacht hatte, im Rausch einen anderen Mann. Außerdem wurde vermutet, daß Nicanor auch für eine Reihe weiterer ungeklärter Todesfälle verantwortlich war.

Um sich der Strafverfolgung zu entziehen, flohen Nicanor und seine Frau Gertrudes mit dem elf Monate alten Sohn Elijio nach Belize. In einem Maya-Dorf am Mopan River baute Nicanor eine einfache Palmhütte und pflanzte Mais an. Aber schon bald hörte er auf, sich um seine Felder, seine Frau und seinen Sohn zu kümmern. Oft kam er erst spät in der Nacht nach Hause, häufig sogar zusammen mit anderen Frauen. Dann wurde Gertrudes an den Haaren aus dem Bett gezogen und mußte hinter dem Ofen schlafen, während sich ihr Mann mit einer anderen im Ehebett vergnügte.

Sein Geld verdiente Nicanor damit, daß er Menschen auf Bestellung mit bösen Flüchen belegte. Gelegentlich heilte er aber auch Kranke, wobei er Urwaldpflanzen verwendete. Doch wenn ihn der junge Elijio bat, ihm etwas über die Heilpflanzen beizubringen, wies er ihn ab.

Als Elijio neun Jahre alt war, mußte er seinem Onkel Isaac bei der Bewirtschaftung der Felder mit Mais, Bohnen und Kürbissen helfen. Bezahlt wurde er in Naturalien, so daß die Familie etwas zu essen hatte. Im Alter von dreizehn Jahren bekam er vom Bürgermeister, der Mitleid mit Gertrudes und ihrem Sohn hatte, ein eigenes Stück Land zugewiesen.

Der Junge war ein ausgezeichneter Landwirt, denn er hatte eine natürliche Liebe zu den Pflanzen und behandelte den Mais wie einen guten Freund. Wie bei den Maya üblich, erwies er den Feldfrüchten seine Achtung, indem er Gebete sprach, bevor er sie erntete. Bei den Pflanzen fand er auch Frieden, so daß sein gewalttätiges Zuhause weiter keinen negativen Einfluß auf ihn hatte.

Aber Elijio wollte, daß es auch seiner Mutter besserging. Eines Nachts, als er ungefähr fünfzehn Jahre alt war, lag er wach und wartete darauf, daß Nicanor nach Hause kam. Als dieser die Eingangstür aufstieß und sich mit geballten Fäusten auf Gertrudes stürzen wollte, sprang der Junge aus dem Bett und schlug seinen Vater nieder. Dann legte er ihm das Knie auf die Brust, hielt ihm die stumpfe Seite seiner Machete an den Hals und drohte: »Ich bringe dich um, wenn du noch einmal Hand an meine Mutter legst! Unrecht oder nicht, Vater, ich bringe dich um!« Danach wurde Gertrudes nie wieder geschlagen.

Elijio gab sich alle denkbare Mühe, ein erfolgreicher Landwirt zu werden. Seine Bohnen waren sehr begehrt, und oft fuhr er in andere Orte, etwa nach San Antonio, um sie gegen Leder, Samen und Kakao einzutauschen.

Bei einer dieser Fahrten lernte er Chinda, eine vierzehnjährige Schönheit, kennen und verliebte sich in sie. Auch sie schien einer näheren Bekanntschaft nicht abgeneigt. Doch Chindas Vater stand Pantis Absichten ablehnend gegenüber, denn Nicanors schlechter Ruf war inzwischen bis nach San Antonio gedrungen. Nachdem Elijio sich mehrere Monate um das Mädchen bemüht hatte, kamen ihm sein Onkel und der Bürgermeister zu Hilfe und versicherten dem besorgten Vater, daß er dem Jungen trauen könne. Dieser gab schließlich nach, aber die Mutter drohte, sie würde ihre Tochter bei einer Mißhandlung auf der Stelle zurückholen. Um jedes Risiko auszuschließen, zog Elijio ganz gegen die herrschenden Regeln nach San Antonio, um seine junge Frau nicht durch Nicanors Gewalttätigkeit in Gefahr zu bringen.

Seine Schwiegermutter habe sich allerdings nie Sorgen um ihre Tochter machen müssen, versicherte mir der alte Mann. Er führte mit Chinda, die er die Königin seines Lebens nannte, eine sehr glückliche Ehe. »Wir heirateten, als wir noch Kinder waren, und lebten dann fünfundsechzig Jahre wie zwei Turteltauben zusammen«, sagte er.

Elijio ernährte seine Familie hauptsächlich durch seine landwirtschaftliche Tätigkeit und durch den Handel mit Feldfrüchten. Chinda gebar ihm eine Tochter Emilia, die später leider einen ähnlich brutalen Mann wie Großvater Nicanor heiratete. Er war ein Trinker, der seine Frau regelmäßig vor den entsetzten Augen der vier kleinen Kinder verprügelte. Panti versuchte mehrfach einzugreifen, um seine Tochter zu beschützen. Aber die bestand darauf, daß er sich nicht einmischte.

Als Emilia ihr fünftes Kind erwartete, hörten sie eines Nachts, daß Juan sie im Suff wieder einmal schlug. Panti brach sein Versprechen. Er ergriff eine Axt und hämmerte an die Haustüre seiner Tochter. Juan entkam durch ein Hinterfenster und ließ seine Frau blutend auf dem Boden zurück. Emilia starb, kurz nachdem sie einem Jungen, den sie Angel nannten, das Leben geschenkt hatte.

Panti und seine Frau zogen Emilias Kinder auf. Bald darauf wurde Nicanor vom Vater eines vierzehnjährigen Mädchens, das der *hechisero* verhext und verführt hatte, getötet. Gertrudes begrub ihren Mann und zog nach San Antonio, um bei ihrem Sohn zu leben. Später stieß auch Chindas Mutter Teresa hinzu, so daß »aus den Wurzeln der Verzweiflung schließlich doch noch ein Pflänzchen des Glücks sproß«, wie Panti sich erinnerte.

Elijio hegte schon lange den Wunsch, Naturheiler zu werden. Er hatte gebetet, Gott möge ihm den richtigen Lehrer schicken, einen, der ihm die unbefleckte Form der Heilkünste beibrachte, und nicht etwa die heimtückische Schwarze Magie, die seinen Vater vorzeitig ins Grab gebracht hatte.

Elijio fand seinen Lehrer, einen geheimnisvollen Kariben namens Jerónimo Requeña, mitten im Urwald von Guatemala, in der Nähe der noch unberührten Ruine einer Maya-Stadt namens Tikal.

Es war 1935, als er mit anderen Männern als Chiclegummi-Sammler arbeitete. Damals benötigte man den Chiclesaft noch zur Herstellung von Kaugummi. Eines Abends, nachdem der Alkohol bereits reichlich geflossen war, prahlte Jerónimo, er könne sich in einen Jaguar verwandeln. Die Männer murmelten ungläubig und forderten ihn auf, seine Behauptung zu beweisen und sich vor ihren Augen in eine Wildkatze zu verwandeln.

Jerónimo nahm lächelnd sein Gewehr auf. »Bewegt euch nicht vom Feuer fort. Ich gehe jetzt in den Dschungel. Wenn ich einen Schuß abfeuere, werdet ihr sehen, wie ein Jaguar auf den Kapokbaum hinter euch klettert. Dort bleibe ich eine Weile, verschwinde dann im Dschungel und komme bei Tagesanbruch zurück.«

Mit diesen Worten verschwand er. Die Männer zuckten zusammen, als ein Schuß erklang. Kurz darauf erschien ein gewaltiger Jaguar. Das wilde Tier schlug seine Klauen in die Rinde des Kapokbaumes und sprang auf einen kräftigen Ast über ihren Köpfen. Einige Männer schrien auf, andere bekreuzigten sich, und viele rannten davon. Die Augen des Jaguars glühten, als er die Männer beobachtete; dann öffnete er sein gewaltiges Maul und brüllte furchterregend, bevor er wieder im Dschungel untertauchte.

Panti war in dieser Nacht viel zu aufgeregt, um zu schlafen. Immer wieder warf er einen Blick auf Jerónimos leere Hängematte. Schon aus seiner Kindheit kannte er Geschichten von echten *H'men*, die sich in einen Jaguar – das Totem ihrer Zunft – verwandeln konnten.

Als die ersten Sonnenstrahlen durch die Bäume fielen, erschien der einen starken Wildkatzengeruch verbreitende Jerónimo und verschlief den Rest des Tages – das Gewehr im Arm.

Einige Wochen später kampierte Panti allein mit Jerónimo in einem der feuchten, von Baumwurzeln und Lianen überwucherten alten Tempel Tikals.

Sie schmorten einen Affen über ihrem Feuer und unterhielten sich. Elijio fürchtete sich vor Jerónimo, so daß es eine Weile dauerte, bis er seinen ganzen Mut zusammennahm und fragte: »Ich nehme an, du kennst viele Geheimnisse?«

Jerónimo blickte mißtrauisch herüber und forderte ihn auf zu erklären, was er mit »viele Geheimnisse« meine. Panti antwortete, er wolle etwas über Heilpflanzen lernen. Dann erzählte er von seinem Vater – einem *curandero*, der seine Begabung durch Schwarze Magie mißbraucht und sich geweigert hatte, seinen Sohn zu unterrichten.

Elijio ließ nicht locker, bis der alte Karibe schließlich zugab: »Ja, ja, ich weiß etwas über diese Dinge, aber ich habe nie Geduld gehabt, Menschen zu heilen. Sie gehen mir auf die Nerven. Es macht mir nichts aus, die Gummisammler zusammenzuflicken, aber im Grunde verstecke ich mich hier, um von kranken Menschen verschont zu bleiben.«

Das Feuer spiegelte sich in seinen Augen, als er sich herumdrehte und Panti ernsthaft anblickte. »Hast du Geduld, mein Sohn?« fragte er.

Ohne zu zögern sagte Elijio: »Heilen ist meine Leidenschaft. Ich wollte schon immer etwas darüber wissen, *papasito*. Bitte, unterrichte mich!«

Jerónimo starrte eine Zeitlang in den schwarzen Dschungel, bevor er schließlich antwortete.

»Naturheiler haben niemals Ruhe. Tag und Nacht kommen die Menschen und erzählen ihre traurigen Krankheitsgeschichten. Aber das ist nicht das eigentliche Problem. Oftmals verstehen die Leute den Naturheiler nicht und mißtrauen ihm. Und wenn wir eine Krankheit kurieren, an der die Ärzte gescheitert sind, nennen sie uns *brujos*, Hexer, verbreiten Lügen über uns und behaupten, wir hätten einen Pakt mit dem Teufel geschlossen. Es ist ein sehr einsames Leben. Ich kann dich nur warnen.«

Kurz darauf begann Panti im tiefen, feuchten Dschungel Guatemalas seine Ausbildung als *curandero*. Die beiden Männer suchten nach Kräutern, Bäumen, Lianen und Wurzeln, und da Elijio weder schreiben noch lesen konnte, mußte er sich alles merken, was Jerónimo ihm beibrachte.

Jerónimo ließ ihn Pflanzen probieren oder Tees und Puder daraus herstellen, bis er die Kräuter auch mit geschlossenen Augen wiedererkannte. Dann brachte ihm der Karibe die alten Heilgebete der Maya bei, die stets mündlich vom Lehrer an den Schüler weitergegeben und vermutlich schon von den *H'men* der alten Maya benutzt worden waren.

Auch warnte er Panti davor, intime Beziehungen mit seiner Frau zu unterhalten, wenn er gerade einen schwerkranken Patienten behandelte. Andernfalls würde er nicht nur seine Heilfähigkeiten verlieren, sondern auch riskieren, daß seine eigene Frau ernsthaft erkrankte. Das war für Elijio kein Problem, denn er war sicher, daß Chinda ihn verstehen und auf seinem neuen Weg begleiten würde.

Die Wochen vergingen. Am Abend des letzten Tages erhielt Panti von Jerónimo den Segen. Der Karibe stellte neun Flaschenkürbisse für die *Primicia-Zeremonie*, seine Initiation, auf, in der er Elijio den Maya-Göttern vorstellen wollte. Gemeinsam verbrannten sie das Harz des Kopalbaumes und sprachen die *Primicia*-Gebete.

Ganz zum Schluß verriet ihm Jerónimo den alten und geheimen Spruch, der einen *H'men*, einen Maya-Schamanen, in die Lage versetzt, sich in einen Jaguar zu verwandeln. Allerdings hatte Panti sich nie getraut, den Zauberspruch zu benutzen. Er hatte kein Verlangen danach, als Katze herumzulaufen und bei dieser Gelegenheit vielleicht von einem Jäger erschossen zu werden.

Kurz darauf fiel Jerónimo von einer Kokospalme und brach sich das Genick. Als Panti die Unglücksstelle erreichte, lag der alte Karibe bereits im Sterben. Er segnete seinen Schüler ein letztes Mal und mahnte ihn, stets freundlich und geduldig mit den Patienten zu sein und sich seines *maestro* bei späteren *Primicias* zu erinnern. Bevor er für immer die Augen schloß, flüsterte er: »Ich sterbe glücklich, da ich dir alles gesagt habe. Dein Wissen soll mein lebendes Vermächtnis sein.«

Nachdem Panti nach San Antonio zurückgekehrt war, begann er in den umliegenden Bergen und Wäldern nach Heilpflanzen zu suchen. »Zunächst kümmerte ich mich nur um die Krankheiten innerhalb meiner Familie, aber dann kamen andere Dorfbewohner, und schließlich reisten die Leute von überallher an, um sich von mir behandeln zu lassen.«

Eine Sache fehlte ihm allerdings noch. Jerónimo hatte ihm gesagt, er benötige einen Sastun, um mit den Geistern der Maya in Verbindung treten zu können. »Nur derjenige, der einen Sastun hat, kann mit den Maya-Geistern sprechen, als seien sie seine Freunde«, waren Jerónimos Worte gewesen. In der Welt der Maya ist die Wirklichkeit zwar nur durch einen dünnen Schleier von der Geisterwelt getrennt, aber erst die Befragung eines Sastun erlaubt es dem *H'men*, den Ursprung eines Leidens zu erkennen oder Antworten auf ungelöste Fragen zu erhalten.

Zwei Jahre lang, neunmal jedes Jahr, errichtete Panti einen *Primicia-Altar* in seinen Feldern und bat die Geister und Götter der Maya, ihm einen Sastun zu schicken, damit er die Kranken besser behandeln konnte. Und eines Tages wurde seine Geduld belohnt. »Ich hatte gerade die neun Kürbisflaschen vom Altar genommen, als mich plötzlich ein großes Glücksgefühl überkam. Während des ganzen Rückwegs ins Dorf hüpfte und tollte ich umher wie ein Kind.«

Als er zu Hause ankam, saß Chinda unter dem Zitronenbaum vor der Küche. Sie streckte ihre Hand aus und sagte: »Schau her, was ich gefunden habe. Ein Kind muß es verloren haben. Es sieht aus wie eine Murmel.«

In ihrer Hand lag der grünliche, durchscheinende Stein, der von nun an sein Sastun war.

6

Don Elijio und die Frauen

Einige Monate später war ich bereits um sieben Uhr morgens in San Antonio, um Panti endlich einmal auf seiner täglichen Heilpflanzenexpedition begleiten zu können. Allerdings war das bei weitem nicht früh genug, denn wie man mir sagte, war er schon seit zwei Stunden *andando en el monte*.

In der Küchenhütte saß Don Elijios guter Freund Antonio Cuc an einem der Hackblöcke und zerkleinerte dunkelbraune und gelbe Rindenstücke. *»Buenos días, señor«*, sagte ich und setzte mich neben ihn. Er war fast so alt wie Panti und hatte ebenfalls das klassische Maya-Gesicht mit den hochstehenden Wangenknochen, aber sein stets ernster Gesichtsausdruck bildete einen deutlichen Kontrast zu Don Elijios schelmischem Humor.

Während der letzten Monate hatte ich festgestellt, daß er einer von Don Elijios wichtigsten Pflanzensammlern war. Einige der Kräuter verkaufte er an seinen Freund, den Rest verwendeten er und seine Frau Doña für den Eigenbedarf. Wie viele der älteren Maya kannten sich die beiden recht gut mit Heilpflanzen aus und vertrauten auf deren Wirkung. Beim Aufziehen ihrer fünfzehn Kinder waren Pflanzen ihre einzige Arznei gewesen.

Während wir uns unterhielten, sahen wir Panti auf die Hütte zukommen. Don Antonio sprang auf, um seinem Freund den schweren Sack mit Heilpflanzen abzunehmen.

Don Elijio warf einen Blick auf die Patienten, die vor der Hütte auf einer Bank saßen, und bemerkte beiläufig: »O Rosita, bist du auch wieder einmal da?«

Ich war völlig aus dem Häuschen. Endlich erinnerte er sich an mich. Ich fühlte mich, als hätte ich soeben einen Gipfel erklommen.

Die beiden Männer unterhielten sich in der Maya-Sprache, und obwohl ich genau zuhörte, konnte ich höchstens einmal ein spanisches Wort aufschnappen, das sie in ihre Sätze einfließen ließen.

Panti ging in sein Steinhaus, um sich auszuruhen, während Don Antonio und ich uns wieder den Heilkräutern zuwandten. Der alte Mann erzählte mir, daß er mit der Borke des Billy-Webb-Baumes, die wir gerade hackten, die Diabetes seiner Frau behandelt hatte. Nachdem sie drei Monate lang einen Tee aus der bitteren Rinde getrunken hatte, war sie wieder gesund. Begierig nach Heilpflanzengeschichten aller Art, hörte ich atemlos zu. Als er bald darauf zum Mittagessen nach Hause ging, war ich etwas enttäuscht, aber zu meiner Freude steckte Panti den Kopf herein und lud mich ein, mit ihm zusammen zu essen. Wir setzten uns an eine als Tisch dienende Kiste, und seine Urenkel brachten das Essen. Ich holte mein selbstgemachtes Granola und eine Thermoskanne mit Apfelsaft hervor.

Als ich den ersten Bissen in den Mund schob, schaute er mich erstaunt an. »Was ißt du denn da, Kindchen, *mash*?« Ich mußte lachen. *Mash* ist der in

Belize übliche Begriff für Hühnerfutter. Geduldig klärte ich ihn über mein Granola auf und erzählte ihm, daß ich seit fünfzehn Jahren Vegetarierin war.

Er lächelte beifällig. Heute bestehe die Nahrung der Menschen fast nur noch aus in Fabriken hergestellten Lebensmitteln, schimpfte er. Daher seien die meisten auch von einer »Fabriknahrungsmittelkrankheit« befallen. Junk-food oder *cuchinanda*, Schweinefutter, war die Wurzel der häufigsten Leiden seiner Patienten, und diese hatten seiner Ansicht nach in den letzten Jahrzehnten stark zugenommen. Der Genuß maschinell aufbereiteter Lebensmittel, die vollgepumpt waren mit Chemikalien und Konservierungsstoffen, machte die Menschen anfälliger gegen Bluthochdruck, Herzkrankheiten, Arthritis, Diabetes und Krebs.

»Wenn jemand mit einer ›Fabriknahrungsmittelkrankheit‹ zu mir kommt«, sagte er, »verordne ich Tee aus Balsambaumrinde, um die Nieren und die Leber zu reinigen; dadurch werden bereits viele Probleme beseitigt.«

Schädlich war seiner Meinung nach auch Eis am Stiel. »Seitdem die Menschen angefangen haben, an diesen schrecklichen Dingern zu lutschen, bekommen sie immer häufiger eine Magenschleimhautentzündung«, konstatierte er. Seit Erfindung der Kühlschränke tranken die Menschen außerdem viel zu oft gekühlte Getränke. »Zu viele kalte Getränke verursachen Magenkrämpfe. Nach einiger Zeit bleibt ein Knoten zurück, und es reicht bereits ein einziger Bissen, um den Magen zu füllen. Wenn ich den Magen dann massiere, beginnt er zu zucken wie ein Kaninchen, aber es handelt sich um nichts weiter als um *ciro*.

Geht man damit zu einem Arzt, ruft er: ›Eingeweidebruch! Eingeweidebruch! Gebt mir ein Messer, wir müssen operieren!‹ Aber was soll man herausschneiden, schließlich ist es nichts weiter als Luft?«

Ich fügte bei, es sei eine Schande, daß man die Behandlung von *ciro* mit Heilpflanzen aufgegeben habe, besonders deswegen, weil die moderne Medizin keine bessere Behandlungsmethode gefunden habe.

Während ich sprach, kaute der zahnlose Panti an seinem aus Mais, Tortillas und Bohnen bestehenden Essen. Dazu trank er heißen Kakao. Wie er mir versicherte, verabscheute er das Lieblingsessen seiner Landsleute: Bohnen und Reis. Auch ihre Vorliebe für Schmalz und Schweineschwänze teilte er nicht.

Mitten in unserer Unterhaltung hörten wir den Nachmittagslastwagen ankommen, der heute von Angel gefahren wurde. Seine Frau und mehrere seiner neun Kinder hockten mit ihm in der Fahrerkabine. Auf der Ladefläche saßen auf hölzernen Bänken zwischen landwirtschaftlichen Geräten, Hühnern und Körben etwa zwanzig Menschen.

An diesem Nachmittag wurde ich mehrmals ins Steinhaus gerufen, um für Patienten zu übersetzen, die nur Englisch sprachen. Es war das erste Mal, daß mich Panti bat, ihm bei der Behandlung zu helfen.

Eine etwa achtzehnjährige, von der Hüfte abwärts gelähmte Frau, die im vierten Monat schwanger war, gehörte zu den ersten Patientinnen. Zwei Jahre zuvor hatte sie eine sehr komplizierte Geburt gehabt, und danach konnte sie ihre unteren Gliedmaßen nicht mehr bewegen. Panti berührte ihre Handgelenke und ihre Stirn und sprach dabei Gebete. Außerdem gab er ihr eine Mischung aus frischen grünen Blättern, damit sie sich Dampfbäder machen konnte.

Die Frau weinte. »Hab Vertrauen, meine Tochter. Gott wird uns helfen, wenn wir ihn nur darum bitten. Dein Vertrauen wird dich gesund machen. Zwar bin ich es, der die Medizin im Urwald sucht und zubereitet, der das Feuer anzündet, die Kräuter trocknet und verschreibt, aber es ist das Vertrauen, das die Heilung bewirkt.«

Am späten Nachmittag erschien der noch junge Polizist des Dorfes und fragte Panti, ob er ihm etwas gegen seine chronische Migräne geben könne.

»Es gibt eine Behandlung«, räumte Don Elijio ein, »aber die Frage ist, ob du dafür auch tapfer genug bist.«

Der Polizist rutschte unbehaglich hin und her und antwortete: »Uhhh, ja, natürlich, warum fragen Sie?«

»Das beste gegen Beschwerden dieser Art ist der *pinchar*«, sagte er und zog ein verstaubtes Glas unter dem Tisch hervor, dem er einen etwa zehn Zentimeter langen Rochenstachel entnahm. Ich erinnerte mich, daß Archäologen einen solchen Stachel erst kürzlich im Grab eines *H'men* gefunden hatten. Während Don Elijio den Rochenstachel und die Stirn des Polizisten mit Alkohol abwusch, fragte ich mich, ob die Archäologen wohl jemals gesehen hatten, wie eine solche Behandlung durchgeführt wurde.

Panti reckte sich ein wenig, nahm die Stirnhaut des Mannes zwischen die Finger und stach dann schnell an drei verschiedenen Stellen zu. Der Polizist verzog sein Gesicht, rührte sich aber nicht von seinem Stuhl.

Anschließend drückte Panti den Kopf des Mannes

nach vorne, so daß ein Rinnsal dunklen, schaumigen Blutes auf den Boden floß.

Ein übler Geruch erfüllte den Raum.

»Da kannst du deine Krankheit auf dem Boden liegen sehen«, sagte Panti und deutete mit dem Finger auf die Blutflecken. »Ich habe das alte aufgestaute Blut, das sich in deinem Kopf gesammelt und die Kopfschmerzen verursacht hatte, herausgepreßt. Blut muß fließen wie ein Fluß – klar, sauber und ungehindert.«

Der Polizist sah erleichtert aus. »Meine Schmerzen sind weg«, sagte er, als er ging. »Ich fühle mich, als hätte man mir eine Zentnerlast von meinem Kopf genommen.«

Nachdem alle Patienten fort waren, hatte Panti noch eine weitere Aufgabe für mich: Ich sollte ein Bündel grüner Blätter rösten, die er am Morgen gesammelt hatte und mit denen er Hautgeschwüre behandelte.

»Das ist *Tres Puntas*, Kindchen. Eine gesegnete Pflanze. Das Feuer unter dem *comal* darf nur schwach brennen, und die Blätter müssen häufig gewendet werden, bis sie vollständig geröstet sind. Ich kann es mit meinen schlechten Augen leider nicht selbst tun.«

Nachdem ich einige Minuten bei der Arbeit war, konnte auch ich kaum noch etwas sehen, denn aus den Blättern stieg ein stinkender Rauch auf, der in meinen Augen brannte, in meiner Kehle kratzte und meine Nase zum Laufen brachte.

Panti lachte und legte frische Blätter auf den *comal*, eine Tonscheibe, die sonst zum Backen von Tortillas verwendet wird. Ich bewegte sie mit einem Stock hin und her und versuchte dabei, außerhalb des Qualms zu bleiben, gab diese Bemühungen aber auf, nachdem Panti sich beschwerte, ich würde die Pflanzen nicht oft genug wenden. Wenn ich die Arbeit ordentlich verrichten wolle, dürfe es mir nichts ausmachen, mein Gesicht direkt in den beißenden Rauch zu halten, nörgelte er.

Es war ein besonders heißer tropischer Nachmittag, und ich war angesichts der zusätzlichen Hitze des Feuers kurz davor, ohnmächtig zu werden. Don Elijio saß derweil auf einem kleinen Schemel in der luftigen Tür und rührte die trockenen, fast verbrannten Blätter durch ein Sieb, bis daraus ein schwärzlich-grünes Pulver geworden war.

Nachdem ich meine anstrengende Arbeit beendet hatte, wandte ich mich wieder der Zerkleinerung der Billy-Webb-Baumrinde zu. Panti schaute mit einem stolzen Lächeln zu mir herüber. »Du kannst schon recht gut mit der Machete umgehen, aber ich glaube, es ist besser, wenn ich sie dir schärfe. Danach wird die Arbeit leichter von der Hand gehen.« Aus diesem Angebot wurde bald ein Ritual. Ungefähr einmal stündlich stand er von seiner Arbeit auf und schärfte gewissenhaft meine Machete. Ganz augenscheinlich versuchte er galant zu sein und mir die Arbeit zu erleichtern.

Während wir die Kräuter hackten, erzählten wir uns Geschichten. Er liebte es, über seine Chinda zu sprechen. Sie war außerordentlich vertrauensvoll gewesen und hatte ihn niemals verdächtigt, wenn er Frauen allein im ehelichen Schlafzimmer behandelte. »Selbst wenn ich die intimen Stellen untersuchen mußte, zog sie niemals den Vorhang beiseite, um zu fragen: ›Was geht hier vor?‹ Nein. Ich würde mich niemals an einer Patientin vergreifen. Das ist eine Sünde. Und ich versündige mich nicht.«

Später erzählte er mir auch die traurige Geschichte von Chindas Tod.

»Sie haben sie umgebracht«, fauchte er. Seine Wut schien immer noch frisch, und ich war sicher, daß diese Wunde niemals heilen würde. »Chinda hatte einen Eingeweidebruch, den ich nicht behandeln konnte. Trotz meiner Pflanzen und meiner Gebete wurde die Krankheit nicht besser. Daher mußte ich sie ins Krankenhaus in Belize-City bringen und sie den Ärzten überlassen. Das muß man sich vorstellen: Ich war bereits einundachtzig und fuhr zum ersten Male nach Belize-City.«

Da er nichts weiter für Chinda tun konnte, kehrte er anschließend nach San Antonio zurück, um sich um die Ernte zu kümmern. Einige Tage später wollte er seine Frau wieder abholen.

»Ich war auf meinem Maisfeld, als mein Herz plötzlich wie wild zu schlagen begann. Ich ließ meine Hakke fallen und lief nach Hause. Vor meiner Tür standen bereits die Nachbarn und erzählten mir, daß man gerade über Funk durchgegeben habe, Chinda sei gestorben. *Mamasita*, bei diesen Worten wurde ich ohnmächtig und fiel zu Boden.«

Als er später zum Krankenhaus kam, zeigte sich der Arzt, der Chinda behandelt hatte, sehr erregt und ungehalten. Er erklärte Panti, daß die Operation gut verlaufen sei und daß Chindas Befinden nach einigen Tagen sicher wieder normal gewesen wäre, wenn man nicht seine Anweisungen, der Patientin während der ersten achtundvierzig Stunden nur Wasser zu geben und erst am dritten Tag etwas Brühe, mißachtet hätte.

Statt dessen hatte die Krankenschwester ein Tablett mit Essen am Bett der alten Frau zurückgelassen, und als die hungrige Chinda aufgewacht war, hatte sie davon gegessen. Einige Stunden später war sie tot.

»Sie hätte nicht sterben müssen. Ich hätte sie nicht allein zurücklassen dürfen. Wenn ich dort geblieben wäre, könnte sie heute immer noch bei mir sein. Ich hätte niemals zugelassen, daß sie etwas ißt. Ich passe auf meine Patienten besser auf.«

Panti sprach mit erstickter Stimme, und es war ihm kein Trost, daß der Arzt die Krankenschwester, die für den Tod der Patientin verantwortlich war, noch am gleichen Tag entlassen hatte. »Drei Jahre lang habe ich mich benommen wie ein Verrückter. Ich trank, bis ich unter den Tisch fiel. In meinem Herzen war auch kein Platz mehr für kranke Menschen. Ich wollte weiter nichts als sterben.«

In diesen schweren Jahren waren eine Cousine aus San Andreas und ihr Ehemann zu ihm gezogen. Sie hatten sich um ihn gekümmert und versucht, seinen Seelenschmerz zu lindern. »Ich weiß nicht, wie ich diese Jahre überlebt habe. Gott hat mir Chinda gegeben und sie wieder genommen. Sie war eine so hübsche Frau – ich fand sie an dem Tag wunderschön, an dem ich sie heiratete, und an dem Tag, an dem sie starb.«

Er schwieg. Außer dem Geräusch unserer Macheten war kein Laut zu hören, und ich fühlte eine tiefe Zuneigung zu dem warmherzigen alten Mann, der hier breitbeinig auf einem wackligen Hocker in der ehemaligen Küche seiner Frau saß.

Kurz darauf kam eine Dorfbewohnerin mit ihrem Baby in die Hütte. Don Elijio gewann seine Beherrschung schnell zurück. Er unterhielt sich mit der Frau in der Maya-Sprache und murmelte dann einige Gebete, wobei er die Hand- und Fußgelenke des Babys festhielt.

Nachdem sich die Mutter gesetzt und ihr Baby an die Brust genommen hatte, fuhr Panti fort. »Ein Leben ohne eine gute Frau ist wie Essen ohne Salz, wie Kaffee ohne Zucker.«

Die junge Mutter bekundete ihm ihre Anteilnahme, aber er wies ihr Mitleid zurück: »Ich bin immer noch so stark wie ein junger Mann, und noch fließt Blut in meinen Adern«, prahlte er und spannte seine Arme, um die Muskeln hervortreten zu lassen.

»Dennoch will mich niemand mehr. Ich habe es bei drei Frauen aus dem Dorf versucht, aber nur Gelächter geerntet. Sie sagten, ich sei ihnen nicht mehr jung genug. Ja, ich bin alt, aber für mein Geld gilt das nicht!«

Bei diesen Worten begannen wir alle zu kichern. Er sah mich mit einem schelmischen Blick an, und wieder konnte ich feststellen, wie gerne er Menschen zum Lachen brachte. Das war die einzige Medizin, mit der er seine eigenen Leiden behandeln konnte – das Alter und die Einsamkeit.

Die junge Frau erhob sich, um zu gehen. »*In ca tato*«, sagte sie zum Abschied. Diese Maya-Worte hatte ich bereits öfter gehört. Ich fragte Panti nach der Bedeutung, und er erklärte mir, es heiße: »Ich gehe jetzt, verehrter Meister.«

Ich schaute auf meine Uhr. Es war bereits spät, und ich sagte ihm, ich müsse fort, da ich Crystal und Greg versprochen hatte, rechtzeitig zu einer kleinen Party zu Hause zu sein. »Wie wäre es vorher noch mit einer guten Massage?« fragte er und legte seine Hand auf den Rücken. Er kletterte aufs Bett und zog die Baumwollshorts herunter.

Ich rieb seinen Rücken und Nacken mit Wintergrünöl ein und massierte ihn, bis sich seine verspannten, strapazierten Muskeln unter meinen Fingern entspannten. Seit er damals in den Chiclegummi-Camps gearbeitet hatte, litt er an Rheumatismus. Panti gähnte. »*Que rico*«, wie angenehm, murmelte er. »Das kannst du jederzeit wiederholen. Sehe ich dich nächste Woche?«

»Ich werde hiersein, gerade so wie jetzt auch«, scherzte ich, einen seiner Lieblingssprüche benutzend.

Er stand mit einem breiten Lächeln in der Abendsonne und winkte mir zum Abschied zu. Seine Wangen zeigten ein rosa Glühen, wie ich es noch nie zuvor bei ihm gesehen hatte.

Als ich auf meinem Heimweg an dem Ortsschild von San Antonio vorbeikam, wurde mir jedoch klar, daß er jetzt einsam und allein in seinem alten Lehnstuhl saß und auf den rostigen Herd starrte, an dem Chinda einst frische Tortillas zubereitet hatte, während sie amüsiert seinen Geschichten lauschte.

7

Ein unwiderrufliches Versprechen

Nachdem ich Panti schon mehr als ein Jahr regelmäßig besucht hatte, traf ich eines Tages endlich so rechtzeitig in San Antonio ein, daß er noch nicht zum Pflanzensammeln in den Urwald aufgebrochen war. Ich sah ihn gerade aus der Tür des steinernen Hauses kommen und dabei einen Schwarm Sittiche aus dem Pomeranzenbaum aufscheuchen, der in seinem Garten stand. In flache, schwarze Kunststoffschuhe und alte, selbstgemachte Hosen gekleidet, führte er Selbstgespräche, um sich auf den neuen Tag einzustimmen.

Er schien überrascht, mich zu sehen, und ich war geknickt, als er sagte: »Ich hab heute keine Zeit für dich, Kindchen. Der Mais auf meinen Feldern müßte längst geerntet sein, aber es gab einfach zuviel Arbeit mit den unzähligen Patienten.«

Ich hatte mich stets über die Säcke voll gelber, weißer und roter Maiskörner gewundert, die in seiner Hütte lagerten, und mir nicht so recht vorstellen können, wie er in seinem Alter und bei den vielen Patienten noch Zeit für die Ernte erübrigen konnte.

»Ich werde Ihnen helfen, den Mais zu ernten, Don Elijio«, bot ich ihm an.

Er schaute ungläubig zu mir herüber und fragte

mich dann, so als wolle er meinen Enthusiasmus bremsen, was ich denn über die Maisernte wisse.

»Warten Sie nur ab, *tato*, verehrter Meister, ich werde es Ihnen schon zeigen«, sagte ich zuversichtlich. Nach meinem Aufenthalt in Mexiko glaubte ich in der Maisernte ebenso geübt zu sein wie ein altgedienter Landarbeiter.

Ich wertete sein Schulterzucken als Zustimmung und schloß mich ihm an. Wir gingen eine alte Holzfällerstraße entlang, an der sich auf der einen Seite, so weit man sehen konnte, Erdnußfelder hinzogen, während auf der anderen Seite Mais wuchs. Zwischendurch gab es aber immer auch Felder mit Kürbissen und Bohnen.

Als wir an einer Viehherde vorbeikamen, die auf einer erst kürzlich angelegten Weide graste, drohte er wütend mit der Faust und rief: »Neuerdings muß man immer weiter gehen, um Heilpflanzen zu suchen, da sie immer mehr Urwald abholzen. Diese Narren bedenken nicht, daß sie dadurch ihre lebenswichtige Medizin zerstören.«

Von Zeit zu Zeit flogen bei unserem Erscheinen Gelbscheitelamazonen aus den Maisfeldern auf. Panti beobachtete den Aufruhr und begann dann über die schamlosen Aasfresser zu schimpfen, die in kürzester Zeit die Tagesration einer hungrigen fünfköpfigen Familie vertilgen konnten.

Bald darauf kamen wir an einem Feld mit reifen Wassermelonen vorbei, das mit Insektiziden besprüht worden war. »Schau dir diesen Selbstbetrug an«, sagte er voller Verachtung. »Sie vergiften ihre eigene Mutter und schicken sie dann zum Verkauf auf die Märkte dieser Welt. Für diese grausame Behandlung wird sie eines Tages Entschädigung fordern. Ohne Wenn und Aber.«

Seine Empörung überraschte mich, aber ich hatte Verständnis für seine Gefühle, da sie auch meine Empfindungen wiedergaben.

Ohne Unterbrechung fuhr er fort: »Warum wollen die Bauern nur nicht begreifen, daß die Erde eine Art Bankkonto ist? Man kann nur das herausholen, was man auch hineingesteckt hat. Es gibt kein Konto, von dem man nur abheben kann. Nein, man muß die Erde mit natürlichen Nährstoffen versorgen, wenn man eine ordentliche Ernte bekommen will. Bringt man Gift in den Boden, bekommt man auch vergiftete Feldfrüchte. Ich würde niemals eine dieser Melonen anrühren. Für mich sind das künstliche Gewächse.«

Das war auch für Greg und mich ein wichtiger Punkt. Ich erzählte Panti von den großen Schwierigkeiten mit unserer Farm, davon, daß wir nicht bereit waren, den Ertrag unserer Felder durch den Einsatz von Chemikalien zu verbessern, und daß wir die Vereinigten Staaten hauptsächlich deswegen verlassen hatten, weil wir alternative Landwirtschaft betreiben und in einer unvergifteten Umgebung leben wollten.

»Wenn es sein muß, bin ich bereit, drei Jahre auf ein paar ordentliche Salatköpfe zu warten«, fügte ich hinzu und mußte lächeln, da das bei unserem ärmlichen Boden durchaus möglich war.

Er nickte zustimmend, bevor er die Straße verließ, um zu einer Reihe kleiner Bäume und dorniger Büsche zu gehen, hinter denen sein Maisfeld versteckt lag. Ich kämpfte mich durch die grüne Barriere und traute meinen Augen kaum, als ich das meisterhaft bestellte Feld sah. In dichten Reihen zogen sich die kräftigen Pflanzen den kleinen steilen Hügel hinauf und bildeten dabei ein Meer aus goldenen Blättern.

Wir kletterten auf den Gipfel des Hügels, und Panti gab mir einen aus Palmfasern gefertigten Korb. Weitere Anweisungen brauchte ich nicht; ohne zu zögern, ging ich durch die Reihen der Maispflanzen und begann die Kolben abzupflücken und in den Korb zu werfen, dessen Tragriemen ich mir nach Maya-Art um die Stirn gelegt hatte.

Er schaute mir mit glänzenden Augen und einem überraschten Lächeln zu. Ich merkte, daß er beeindruckt war, und fühlte, daß die kulturelle Barriere, die uns immer noch getrennt hatte, überwunden war.

Schweigend arbeiteten wir eine Weile in der Kühle des Morgens, und ich sah, daß Panti mich jetzt mit einem ganz neuen Interesse betrachtete. Als die Sonne so weit aufgestiegen war, daß sie auf unsere nackten Arme brannte und uns zu ermüden begann, forderte ich Don Elijio auf, sich zu mir unter einen Gomartharzbaum zu setzen, damit wir uns eine Orange teilen konnten. Wir aßen das saftige Fruchtfleisch und fachsimpelten über die Nahrungsmittel, die wir am liebsten anbauten.

Plötzlich drehte er sich zu mir herum und schaute mir tief in die Augen. »Bist du verheiratet?« fragte er. Das war die persönlichste Frage, die er mir während des ganzen Jahres gestellt hatte.

»Ja, Don Elijio, ich bin verheiratet und habe zwei Kinder«, antwortete ich etwas erstaunt. Es schien so, als habe meine Fähigkeit, Mais zu ernten, ganz plötzlich sein Interesse an mir erweckt.

»Ooooohh«, sagte er nach einigen Sekunden. Sein Gesicht hatte jetzt einen fast abweisenden Ausdruck, und bevor ich ihm sagen konnte, wie sehr ich ihn mochte, rappelte er sich auf. Er stand jetzt vor mir und wirkte gegen die grelle Mittagssonne fast riesig. Ein seltsames Licht schien von ihm auszugehen und sich auf die goldenen Maispflanzen zu legen. Mein Herz begann heftig zu schlagen.

Mit einer vorwurfsvollen Stimme fragte er: »Also, was willst du von mir?«

Ohne zu zögern, antwortete ich: »Wenn Sie mich als Schülerin akzeptieren, Don Elijio, verspreche ich Ihnen, hart zu arbeiten und fleißig zu lernen.«

Er deutete mit dem Finger auf mich und schrie beinahe: »Hast du Geduld? Und versprichst du mir, dich um meine Patienten zu kümmern, wenn ich nicht mehr da bin?«

Unzählige Fragen schossen mir durch den Kopf. Konnte ich mich wirklich um die unzähligen Menschen kümmern, die in seine Praxis gehumpelt oder gekrochen kamen? Würden die Menschen mich überhaupt als seine Nachfolgerin akzeptieren? Durfte ich in diesem Moment, ohne mit meinem Ehemann zu sprechen, Don Elijios Plänen zustimmen?

Aber all die Zweifel und Bedenken wurden durch den Wunsch, Menschen zu heilen, übertönt, und ich hörte mich mit einer festen Stimme »Ja!« auf all seine Fragen antworten.

»Ja, *papasito*, das verspreche ich!«

Anscheinend immer noch nicht überzeugt, redete er weiter auf mich ein, warnte mich vor den Gefahren im Leben eines Schamanen und beschrieb mir die oft tagelange Suche nach lebenswichtigen, aber seltenen und schwer zu findenden Heilpflanzen, die dann oft auch noch weiterverarbeitet werden mußten. »Es ist ein sehr einsames Leben, Kindchen. Du solltest nicht vorschnell zustimmen. Oftmals vertrauen uns *curanderos* nicht einmal die Menschen, die wir behandeln. Viele fürchten uns, manche sind neidisch, und einige hassen uns sogar. Das Gerede hört niemals auf. Wenn wir Menschen heilen, die nirgendwo sonst Hilfe finden konnten, nennen sie uns Hexer. Und nachts, wenn sich der erschöpfte Körper eigentlich in der Hängematte ausruhen sollte, klopft es an die Tür, und draußen steht jemand, der zwar glaubt, du seist ein Zauberer, dir aber trotzdem sein Kind entgegenstreckt, das mit dem Tode ringt. Es gibt keine Pause, weder bei Tag noch bei Nacht.«

Ich hielt ihm entgegen, ich wisse, wie sein Leben verlaufe. Schließlich hätte ich ihn seit Monaten beobachtet. Harte Arbeit könne mich nicht entmutigen. »Ich will lernen, Don Elijio! Ich möchte die Namen der Heilpflanzen wissen und sie benutzen, um den Menschen zu helfen. Überall sehe ich Pflanzen, die nach mir rufen, aber ich weiß nichts über sie. Bitte, ich möchte lernen! Ich habe die gleiche Berufung wie Sie, und ich brauche Ihre Hilfe.«

Schließlich gab er nach. »Also gut, ich werde dich unterrichten.« Allerdings wies er mich darauf hin, daß er mir ohne einen Sastun nicht alles beibringen könne, denn um mit den Maya-Geistern jenseits des Schleiers sprechen zu können, würde ich einen Sastun benötigen.

Ohne einen zeremoniellen Handschlag oder eine gegenseitige Beglückwünschung – für mich, weil ich einen fähigen Lehrer, und für ihn, weil er eine lernwillige Schülerin gefunden hatte – kümmerten wir uns wieder um die Ernte. Die Hitze wurde bereits unerträglich, aber er sagte, wir würden auf unserem Heimweg auch noch die tägliche *Xiv*-Ration sammeln müssen.

Jetzt, da ich seine Schülerin war, wagte ich es auch, Fragen zu stellen: »Was ist ein *Xiv*?«

»*Xiv* ist die Bezeichnung der Maya für die Blätter bestimmter Heilpflanzen. Es ist nicht mehr genug Zeit, noch bis in die Berge zu gehen, aber wir werden unsere Säcke sicher auch auf dem Heimweg füllen können. Du wirst schon sehen, was ich meine. Nach und nach, Stück für Stück, Tag für Tag.« *Poco a poco, paso a paso, día por día.*

Ich kehrte zum Maisfeld zurück und dachte über unsere Abmachung nach. Ich war immer noch überwältigt von meinem Schwur und wußte, daß es jetzt kein Zurück mehr gab. Mein Herz hatte ein unwiderrufliches Versprechen gegeben, und ich hoffte, daß eines Tages auch mein Verstand dieser Entscheidung zustimmen würde.

8

Auf Kräutersuche

Da ich noch so viel über die Heilpflanzen der Maya zu lernen hatte, beschloß ich, von nun an jeweils drei Tage in der Woche bei Don Elijio zu bleiben.

Ich schlief im steinernen Haus. Meine Hängematte spannte sich über die ganze Länge des Wartezimmers. Es war von seinem kleinen Zimmer durch einen bestickten orangefarbenen Vorhang abgetrennt, den Chinda vor ihrem Tode noch beendet hatte. Die spanische Inschrift zwischen zwei auf einem blühenden Zweig sitzenden Drosseln besagte: »Ich werde dich immer lieben.«

Am ersten Morgen wurde ich wach, als er an den Seilen meiner Hängematte zog. »Wach auf, Kindchen! Wir haben keine Zeit zu verlieren«, sagte er mit rauher Stimme.

Es war ein frischer Wintermorgen, und ich mußte ein Gähnen unterdrücken. Da ich nicht an Hängematten gewöhnt war, hatte ich nicht besonders gut geschlafen. Ohne nachzudenken, antwortete ich jedoch: »Sí, maestro« und sprang aus der Hängematte. Er drehte sich um, während ich die Kleidung, die ich schon am Tag zuvor getragen hatte, anzog und meine Hängematte verstaute. In der Zwischenzeit hatte er seinen zahnlosen Mund mit Wasser ausgespült, und ich bekam gleich darauf ebenfalls eine Tasse Wasser aus einem in der Ecke stehenden Eimer, damit ich mich frisch machen konnte.

Don Elijios Frühstück bestand aus einem Stück süßen Brotes, das er in eine Tasse löslichen Kaffee tunkte. Ich selbst trank etwas Kakao aus meiner Thermosflasche und aß einige Zimtplätzchen.

»Beeil dich, Kindchen«, sagte er und fügte dann in der Maya-Sprache hinzu: »*C'ox c'ax*«, was soviel heißt wie: »Laß uns in den Wald gehen.« Ich schluckte den Rest meines warmen Getränks hinunter und begann, mir die Plastiksäcke, Macheten, Hacken und Wasserflaschen umzuhängen.

Als ich erst einmal an der frischen Luft war, verschwand meine Müdigkeit sehr schnell. Die Straße in den Urwald führte am Fuß der Mountain Pine Ridge entlang und wand sich zunächst durch Erdnußfelder und kleine Bananen- und Maniokplantagen. Die Hügel waren mit Fächerpalmen und orange- und gelbblühenden Bäumen bedeckt. Die letzten, mit leuchtenden Farben bemalten Häuser des Dorfes bildeten einen auffälligen Kontrast zu der satten, grünen Umgebung und erinnerten ein wenig an bunte Blumen oder Vögel in einer Wiese.

Don Elijio blieb vor einem Busch stehen. »*Xiv*«, sagte er und pflückte die Blätter ab, um sie vorsichtig in einen Beutel zu stopfen. Dabei murmelte er etwas vor sich hin. Ich erinnerte mich daran, daß ich ja nun die Erlaubnis hatte, neugierig zu sein, und so fragte ich: »Wie wird die Pflanze angewendet?«

Es klang in meinen Ohren wie eine Sinfonie, als er antwortete: »Dieser Busch heißt *Anal*. Man kann ihn an seinen endständigen Blüten erkennen, die zuerst grün sind, dann weiß werden und sich kurz vor der Regenzeit schließlich in rote Beeren verwandeln.«

Als *Xiv* (gesprochen schif) bezeichne man die tägliche Sammelration von mindestens neun verschiedenen, medizinisch wirksamen Blättern, die normalerweise noch am gleichen Tag für Bäder und Tees verwendet würden, erklärte mir Don Elijio. »Ich kenne neunzig *Xiv*-Paare, neunzig Männchen und neunzig Weibchen«, fuhr er dann fort, »jedes mit seinem eigenen Namen. Sie sind alle hier in meinem Kopf«, fügte er mit einem Klopfen an seine rechte Schläfe hinzu.

Ich fragte ihn, was er beim Abpflücken der Blätter geflüstert habe.

»Ein *ensalmo*. Von denen wirst du noch viele lernen müssen«, antwortete er. Es überraschte mich, daß ich dieses Wort trotz meiner guten Spanischkenntnisse nicht kannte. Ich vermutete, es sei ein Gebet gemeint, hielt es aber für besser, mich genau zu vergewissern.

»Warum sprechen Sie ein solches *ensalmo*?« fragte ich. Er blieb stehen, schaute mich von der Seite an und schüttelte ungläubig den Kopf. »Das ist doch ganz einfach, Kindchen. Wenn man den Geistern nicht dankt, bevor man die Pflanzen abpflückt, wird die Medizin den Menschen nicht helfen. Viele Leute versuchen meine Heilpflanzen zu sammeln, aber bei ihnen helfen sie nicht. Das liegt daran, daß sie vergessen haben, ein *ensalmo* zu sprechen.«

Er wiederholte das *ensalmo* noch einmal langsam, damit ich es mir einprägen konnte: »Ich bin der, der in den Bergen umhergeht und Medizin sucht, die den Menschen hilft. Ich danke dem Geist dieser Pflanze und glaube aus tiefstem Herzen, daß sie die Krankheiten der Menschen heilen wird. Gott Vater, Sohn und Heiliger Geist, Amen.«

»Diese Pflanze mit ihren zahlreichen weißen Blüten ist eine *Cordoncillo*.« Er zerrieb ein Blatt und hielt es mir unter die Nase. »*Cordoncillo* sollte stets in einer *Xiv*-Mixtur enthalten sein, ist aber auch für sich allein eine wirksame Medizin.« Später erfuhr ich, daß es sich bei dieser Pflanze um Spanischen Holunder handelt.

»Und Rosita, wenn du eine Heilpflanze sammelst, dann sage niemals: ›Hoffentlich hilft sie auch‹ oder: ›Ob sie wohl wirken wird?‹ Nein, nein, du mußt volles Vertrauen in die Pflanzen und in Gott haben und daran glauben, daß sie wirken. Und sie werden helfen, das verspreche ich dir.«

Ich sagte ihm, er brauche sich darüber keine Sorgen zu machen, denn ich sei mit einem großen Vertrauen ausgestattet.

»Es ist sehr gut, Vertrauen zu haben. Das ist das Wichtigste von allem, was du von mir lernen wirst«, fuhr er fort. »Mit Vertrauen ist alles möglich. Das kannst du mir glauben.«

Als wir höher in die Berge kamen, veränderte sich die Beschaffenheit des Untergrundes. Statt der bisherigen dünnen, steinigen Schicht gingen wir jetzt über einen tieferen, nährstoffreicheren Boden. Es war dunkel und feucht und roch nach Humus.

Immer wenn uns eine Liane oder ein Ast am Weiterkommen hinderte, nahm Panti die Machete aus der ledernen Scheide und beseitigte das Hindernis. »Nanu! Diese Liane denkt doch tatsächlich, ich habe keine Machete«, sagte er dann häufig und schlug vorsichtig nur den Teil ab, der uns im Weg war. Giftige

Pflanzen berührte er vorsichtig mit der Spitze seiner Machete, um mich auf sie aufmerksam zu machen.

Wir gingen ständig bergauf, und ich mußte von Zeit zu Zeit stehenbleiben, um Atem zu holen. Don Elijio, der fast fünfzig Jahre älter war als ich, geriet dagegen nur selten außer Atem, und es kam kaum vor, daß er einmal anhielt, um sich auszuruhen. Genau wie eine *zampope*, eine Blattschneiderameise, dachte ich, während ich hinter ihm herging und die dünnen Beine, die in den flachen schwarzen Schuhen steckten, betrachtete.

Kurz vor einer Lichtung, auf der grüne Lianen mit kleinen wachsartigen Blättern von den Bäumen herabhingen, holte ich ihn ein. Er legte sein Gepäck ab und bahnte sich einen Weg durch die dichten Schlingpflanzen, um dorthin zu kommen, wo sie in der Erde festgewachsen waren. Er winkte mich heran und zeigte mir ein Stück einer knorrigen schwarzen Wurzel, die er mit seinem Daumen freigelegt hatte. Er lachte und jubelte: »Es ist gut, in der Begleitung einer Frau Heilpflanzen zu suchen. Ix Chel, die Göttin der Heilpflanzen, führt einen dann schneller zu dem, was man sucht. Halte deine Nase einmal an die Wurzel, meine Tochter, und versuche dir den Geruch zu merken.«

»Wer ist Ix Chel?« fragte ich, während ich mich der ebenholzfarbenen Wurzel mit der Nase näherte. Ich spürte einen beißenden Geruch, auf den ich nicht vorbereitet war.

»Ix Chel ist die Königin aller Göttinnen. Sie wacht über die Naturheiler, läßt die Heilpflanzen wachsen und führt uns zu ihnen. Sie ist die Hüterin aller Urwaldpflanzen und die Königin der Urwaldgeister, die die Pflanzen und Tiere bewachen.«

Don Elijio fuhr fort, die Erde mit seiner Hacke zu entfernen. »Wie wird diese Wurzel genannt?« fragte ich, während ich meine Nase rümpfte und ein Gesicht machte, das ihn zum Kichern veranlaßte.

»*Zorillo*«, antwortete er aufgeregt. »Und es ist die größte, die ich in den letzten vierzig Jahren gefunden habe. Dieser *cabrón* muß fast so alt sein wie ich – ein Urgroßvater des Urwaldes.« *Zorillo* ist das spanische Wort für Stinktier, und diese Wurzel verdiente ihren Namen wirklich.

Während Panti mit der Hacke in der Erde wühlte, betete er: »Im Namen des Vaters, des Sohnes und des Heiligen Geistes nehme ich das Leben dieser Pflanze, um Kranke zu heilen und sage den Geistern meinen Dank.«

Er stieß einen Überraschungsschrei aus, als der Umfang der Wurzel vollständig zu erkennen war. »Man kann diese Wurzel bei vielen Krankheiten anwenden. Ich benutze sie häufiger als jede andere Dschungelpflanze. Während ich jetzt anfange, diesen Großvater vollständig auszugraben, kannst du Lianen abschneiden und die Blätter entfernen.«

Es würde mehrere Tage dauern, bis er »Großvater *Zorillo*« völlig freigelegt hatte, sagte er. Anschließend mußte die Rinde der Lianen abgeschält und mit Wurzelstücken vermischt werden, bevor man sie als Medizin benutzen konnte.

Ich schaffte die großen verholzten Lianen zur Seite und begann die Rinde abzuschälen. Dabei beobachtete ich, wie Panti mit jedem Hieb seiner Hacke einen großen Klumpen schwarze Erde entfernte und so nach und nach einige Meter der seilähnlichen Wurzel freilegte. Dann begann er sie in Stücke zu schneiden, die ich anschließend in einen Beutel packte. Bereits nach wenigen Minuten roch die Luft nach Stinktier.

Wir arbeiteten etwa drei Stunden lang und scheuchten dabei Ameisen, Spinnen und Schnecken auf, die in der Nähe der Wurzel gelebt hatten. Mir gingen unzählige Fragen durch den Kopf, aber ich hielt sie zurück, um den Rhythmus seiner Arbeit und die Ruhe des Urwaldes nicht zu stören.

»Merke dir die Pflanze gut, meine Tochter, denn wir werden noch zahlreiche Maiskörbe mit dieser Medizin füllen. Sie hat die Fähigkeit, viele Krankheiten zu heilen, aber hauptsächlich werden wir sie gegen *maldad* einsetzen.«

»Maldad?« fragte ich, während ich ihm half, ein widerspenstiges Wurzelstück unter einem Felsen herauszuziehen.

»Später wirst du sehen, was ich meine«, vertröstete er mich.

Wir nahmen die Säcke auf, die nun bis zum Rand mit Wurzeln, Rindenstücken und Blättern gefüllt waren. Angesichts des riesigen Berges an Pflanzenmaterial hatten wir Schwierigkeiten, auch noch unsere Hacken und Macheten aufzunehmen, so daß wir die Last mehrfach neu verteilen mußten, bis wir uns auf den Rückweg machen konnten. Überraschenderweise hielt er aber kurz darauf erneut an, legte den schweren Sack ab und begann, eine weitere Liane abzuschlagen, die wir unbedingt noch an diesem Morgen sammeln mußten.

»Das ist eine *Chicoloro*, eine sehr wichtige Heilpflanze. Ich hoffe, du wirst dich später daran erinnern.«

Ich schaute mir die Liane an, konnte aber nichts Bemerkenswertes daran entdecken. Wie sollte ich sie wiedererkennen, wenn sie aussah wie Hunderte von anderen Lianen?

Als ob er meine Gedanken gelesen hätte, zeigte er auf die Stelle, an der die Pflanze und ihre Seitentriebe ein deutlich erkennbares Kreuz bildeten. Das war, wie er sagte, das Zeichen für die Naturheiler, daß diese Kletterpflanze eine wirksame Medizin darstellte.

Ich half ihm, ein drei bis vier Meter langes Stück herunterzuziehen. Er schnitt es in zwei Teile, die wir uns wie eine Riesenschlange um den Hals legten. Jetzt sahen wir erst richtig aus wie menschliche Packesel, und der Rückweg wurde angesichts der schweren Last und der zunehmenden Mittagshitze immer beschwerlicher.

Als wir bei den ersten Wassermelonenfeldern des Dorfes ankamen, war ich eigentlich sicher, daß jetzt Schluß war mit dem Pflanzensammeln. Zu meinem Erstaunen gab er mir allerdings einen weiteren leeren Sack.

»Wir müssen noch die restlichen *Xiv*-Blätter für den heutigen Tag mitnehmen, aber die werden wir auf dem Weg zurück ins Dorf finden, wo die Patienten zweifellos schon auf uns warten.«

Glücklicherweise bemerkte Panti den überraschten Ausdruck in meinem schweißnassen Gesicht nicht, als er daran ging, Kräuter auszugraben und abzuschneiden, während sich die schwere Last tief in seine faltige Stirn schnitt.

»Das ist *Cruxi*, die Kreuzliane«, sagte er und hielt eine weitere Pflanze hoch. »Siehst du, wie die Blätter ein Kreuz mit dem Zweig bilden? Merke dir das gut. Es ist ein Zeichen, daß sie heilende Wirkungen hat.«

Ich beugte mich vor, um das Gewächs näher zu be-

trachten, aber mit einem schweren Sack auf dem Rük-
ken, einem weiteren unter dem linken Arm, einer
Hacke über der rechten Schulter und einer *Chicoloro*
um den Hals brauchte ich bereits all meine Kraft, um
überhaupt noch etwas sehen zu können. Dennoch
meinte er es mit dem Sammeln weiterer Blätter ernst,
und ich bekam langsam einen Eindruck, zu welchen
Leistungen er fähig war.

Ich wünschte mir Papier und Bleistift herbei, ein
Tonbandgerät, eine Kamera oder noch besser ein
zweites Gehirn, denn Don Elijios Wissen über die Urwaldpflanzen war schwindelerregend. Langsam begann mich die riesige Aufgabe, die vor mir lag, wieder
zu ängstigen.

Während wir weitergingen und Pflanzen sammelten, sprach ich ebenfalls Gebete und versuchte außerdem mitzuzählen, wieviel *Xiv*-Blätter wir inzwischen
schon gefunden hatten. Noch vier, bis wir endlich zurück ins Dorf gehen konnten! Ich war schweißgeba-
det, und die spitzen Wurzeln bohrten sich schmerz-
haft in meinen Rücken. Außerdem war ich inzwischen
völlig durcheinander und kaum noch in der Lage, mir
die unzähligen Pflanzen zu merken. Don Elijio strotz-
te dagegen immer noch vor Energie.

»Dort drüben, Rosita, an dem Hang, hinter dem
Baum. Siehst du die großen Blätter? Geh hin und
schneide einige davon ab.«

Gehorsam legte ich die Liane, die ich um den Hals
trug, und einen Sack nach dem anderen ab und fragte
mich, wie es möglich war, daß jemand, der menschliche Gesichter nur noch verschwommen sah, eine so
weit entfernt wachsende Pflanze ausmachen konnte.
Ich zog meine Machete heraus und ging den steilen

Hang hinauf. Dort fand ich die glänzenden, mit dikken Rippen ausgestatteten Blätter, die fast einen Meter zwanzig lang waren und an einer Felswand wuchsen, wo sie von langen Haftwurzeln festgehalten wurden. »Diese hier?« rief ich über die Schulter zurück.

»Ja, ja, das ist eine *Xiv Yak Tun Ich*, eine Flamingoblume. Eine sehr gute Medizin gegen Rheumatismus.«

Als ich den Sack bis an den Rand mit Blättern gefüllt hatte und zurückging, gab er mir einen weiteren leeren Sack und bat mich, noch mehr Blätter zu holen. Ich biß mir auf die Lippen und versuchte mühsam, meine Tränen zurückzuhalten, erinnerte mich dann aber an mein Versprechen, hart zu arbeiten, wenn er mich dafür unterrichten würde. Und da er seinen Teil der Abmachung einhielt, wollte ich nicht diejenige sein, die wortbrüchig wurde.

»Hier ist ein weiterer wertvoller Baum«, fuhr er fort, ohne zu beachten, daß ich mich kaum noch vorwärtsbewegen konnte. »Wir nennen ihn *Eremuil*. Die Blätter müssen einer *Xiv*-Mischung immer dann beigemengt werden, wenn man daraus ein Kräuterbad machen will. Es handelt sich um eine so wunderbare Pflanze, daß sie auch als *Che Che Xiv*, als Häuptling der Heilkräuter, bezeichnet wird.«

Ich begann Blätter abzupflücken, wobei ich wegen des schweren Gepäcks Mühe hatte, mein Gleichgewicht zu halten. Immer wieder erinnerte er mich: »Vergiß nicht, die Gebete zu sprechen, um den Geistern der Pflanzen zu danken! Sie folgen dir nach Hause und verstärken deine Heilkräfte, aber nur, wenn du nicht vergißt, ihnen zu danken. Andernfalls werden sie hier in der Erde bleiben, und die Pflanzen haben dann keine Heilkräfte. Hör gut zu, damit du etwas lernst, Kindchen.«

Es war bereits früher Nachmittag, und meine Wasserflasche und mein Magen waren leer, aber ich bemühte mich, mir meine Schwierigkeiten nicht anmerken zu lassen.

»Ah, bei dieser netten kleinen Pflanze handelt es sich um ein Nesselblatt. Wir werden sie in die heutige Mischung einbeziehen. Als Puder ist sie gut gegen Hautkrankheiten und Geschwüre. Das kleine Gewächs hier mit der großen Blüte ist die weibliche und die gleich rechts daneben ist ihr Liebhaber, die männliche Pflanze. Siehst du, wie groß und dünn die männliche Blüte ist?«

Ich konnte beim besten Willen keine Unterschiede feststellen. Dafür löste sich mein Gepäck und fiel auf die Erde, als ich mich niederbeugte, um die Blätter zu pflücken. Ich versuchte es aufzuheben, aber dabei rutschte auch noch die Liane, die mir um den Hals hing, herunter, und kurz darauf hatte ich mich hoffnungslos in einem Gewirr von Pflanzen verfangen. Don Elijio bedachte mich mit einem mitleidigen Blick, machte aber keine Anstalten, mir zu helfen.

Wo waren wir eigentlich? Wie weit war es noch bis zum Dorf? Hatten wir schon die siebten, achten oder gar neunten *Xiv*-Blätter gesammelt? Ich war drauf und dran, die Säcke fallen zu lassen und mich unter den nächsten Baum zu legen, um zu schlafen. Ich begann zu kichern, als ich darüber nachdachte, wie lustig ich in diesem Moment wohl aussehen mochte.

»Wir hätten auf dem Markt nicht so viel einkaufen sollen, *maestro*!« scherzte ich und versuchte, meine Fassung wiederzugewinnen.

Er lachte, schüttelte den Kopf und sagte: »Ja, aber wir sind immer noch nicht fertig. Wenn wir heute morgen nicht genug *Xiv*-Blätter sammeln, muß ich nach dem Mittagessen noch einmal losgehen, und dazu habe ich keine Zeit.«

Er zeigte mir weiterhin Blätter, Zweige und Lianen, bis mein Kopf zu schmerzen begann. Immer, wenn ich versuchte, mir eine der Pflanzen in Erinnerung zu rufen, antwortete mein Gedächtnis mit einer frustrierenden und peinlichen Leere.

Die letzte Meile vor dem Dorf stieg die Straße noch einmal an. Plötzlich hielt er an, drehte sich zu mir und musterte mich von oben bis unten. Während seine Augen über die Säcke und den Schweiß, der mir vom Kinn tropfte, wanderten, sagte er lächelnd: »Du hast deine Sache heute gut gemacht. Gib die Hoffnung nicht auf. Tag für Tag, Schritt für Schritt, Stück für Stück werde ich dir alles beibringen, und du wirst es lernen.«

9

Überlebenskampf

Drei Tage in der Woche außer Haus zu sein bedeutete, Greg mit den unzähligen Aufgaben des täglichen Lebens allein zu lassen.

Wenn ich aus San Antonio zurückkam, sah ich sofort, wie es ihm in der Zwischenzeit ergangen war. Oft erwartete er mich mit geröteten Wangen am Ufer und sagte: »Für die Möglichkeit, bei Panti zu lernen, muß man jedes Opfer bringen. Gib nicht auf.« Wenn er dagegen abgespannt und müde war, nörgelte er: »Während du mit Panti auf einem deiner Ausflüge gewesen bist, mußte ich hier mutterseelenallein im Dreck wühlen.«

Für Greg war es nicht einfach, morgens aufzustehen und genau zu wissen, daß er im Lauf des Tages mit Arbeiten konfrontiert wurde, die eigentlich einen Tischler, Klempner oder Gärtner erfordert hätten, und daß er gezwungen sein würde, diese Tätigkeiten mühsam zu erlernen. Das war aber noch nicht alles, denn er mußte außerdem die Wäsche mit unserem alten Waschbrett waschen, sie zum Trocknen aufhängen, das Essen kochen und Feuerholz heranschaffen.

»Ich wollte Arzt sein und nicht Mädchen für alles«, beschwerte er sich manchmal, wenn er besonders müde war.

Natürlich bemühte er sich auch weiterhin, den Dschungel in gebührendem Abstand zu unseren beiden Hütten zu halten, denn wenn das Sonnenlicht den Boden nicht erreichte, sorgte die Feuchtigkeit des Urwalds dafür, daß sich alles sehr schnell mit einer Schicht grünen Schimmels überzog.

Die Probleme, die beim Aufbau eines Heims im Dschungel entstehen, sind in vieler Hinsicht so gewaltig, daß wir am Anfang unserer Ehe kaum damit fertig wurden. Häufiger Streit war die Folge. Der zusätzliche Streß und meine Abwesenheit machte die ganze Sache noch schlimmer.

Aber auch für mich war die Situation nicht ganz einfach. Wenn ich in der frisch gewaschenen Bettwäsche lag und spürte, wie die kalte Nachtluft durch unsere Hütte wehte, gingen meine Gedanken auch schon wieder zurück zu meiner Hängematte in Don Elijios engem, stickigem Steinhaus.

Greg hörte normalerweise geduldig zu, wenn ich ihm von meinen Rückschlägen und Fortschritten bei Don Elijio erzählte, von der knochenharten Arbeit, den Krankengeschichten und der unglaublichen Wirkung vieler Heilpflanzen. Diese Reflexion meiner neuen Erfahrungen aus der Distanz ermöglichte mir eine völlig andere Perspektive. Dabei wurde mir immer wieder deutlich, wie wichtig es war, meine Arbeit mit Don Elijio fortzusetzen. Über ihn zu sprechen half mir auch, mit meinen Gefühlen, meiner stets wachsenden Zuneigung und meinem Respekt für ihn ins reine zu kommen. Es war eine Art Ventil, das es mir erlaubte, mich immer wieder an mein eigentliches Zuhause und an Gregs Gegenwart zu gewöhnen.

Normalerweise kam ich total verschmutzt und mit

Insektenstichen übersät zu unserer Farm zurück. Greg schlug mir oft scherzhaft vor, meine Kleidungsstücke und Schuhe sofort zu verbrennen, während ich das erste Mal seit Tagen wieder duschte. Wenn ich dann ins Bett kroch, redete ich mir ein, daß die Seife und die heiße, von Greg neu installierte Dusche alles Dschungelungeziefer abgetötet hätten. Aber das war natürlich nicht der Fall. Zumeist hatten sich die Zekken bereits tief in meine Haut gebohrt, und die eingeschleppten Flöhe belästigten schon bald auch meinen Mann. Daran ließ sich allerdings nichts ändern. Es gehörte zu meinem Leben in San Antonio, in der Erde herumzuwühlen, Wurzeln auszureißen und Blätter zu sammeln, auf denen es von Ameisen und anderen Insekten nur so wimmelte.

Einmal geriet ich bei dieser Arbeit an eine giftige Raupe. Ich war mit Don Elijio in den Bergen, als ich versehentlich in Hunderte von winzigen, vergifteten Haaren griff. Panti eilte auf mein Schreien hin herbei. »Das sieht gar nicht gut aus«, murmelte er, während er sich das pelzige Insekt ansah, das für meine Schmerzen verantwortlich war.

»Ist die Vergiftung lebensgefährlich?« fragte ich entsetzt.

»Manchmal kommt es schon zu Todesfällen, und es gibt leider kein Gegenmittel. Helfen können allein Gebete – und die Zeit.« Meine Hand brannte, als wäre sie in glühende Kohlen geraten, und der entsetzliche Schmerz begann sich schnell auszubreiten. Don Elijio führte mich zu einem schattigen Baum, ergriff vorsichtig mein Handgelenk und blies auf meine Handfläche, wobei er Maya-Gebete sprach.

Als wir unseren Weg durch die Berge fortsetzten,

preßte ich meinen Arm an den Körper und ließ den Tränen freien Lauf, denn der Schmerz nahm mit jedem Schritt zu.

Don Elijio versuchte mich aufzuheitern. »Wenn du schon so früh und in der Blüte deines Lebens sterben mußt, kannst du mich ja vorher auch noch schnell heiraten«, schlug er vor.

Seine Äußerungen machten mich wütend. Ich hatte Angst und wollte nicht auch noch auf den Arm genommen werden. Tränenerstickt sagte ich ihm, er sei unverschämt, und ich würde sofort nach Hause gehen, wenn wir wieder im Dorf waren.

Don Elijio zeigte sich unbeeindruckt, was mich nur noch ärgerlicher machte. Vermutlich hatte er bereits so viele Unfälle im Urwald erlebt, daß er sich über mein wohl nicht allzu gefährliches Mißgeschick kaum aufregen konnte.

Ich ging nach unserer Ankunft in San Antonio tatsächlich sofort nach Hause zurück, und während ich mit schmerzverzerrtem Gesicht durch den Urwald stolperte, wurde ich nahezu hysterisch. Greg saß vor der Hütte und trank zusammen mit Mick ein Bier. Er war erschrocken über meine überraschende Rückkehr, zeigte aber genau das Mitgefühl, das ich jetzt brauchte. Sofort begann er, in unseren homöopathischen Vorräten nach Arnikatabletten zu suchen und die Verbrennung mit einer schmerzlindernden Salbe zu behandeln. Dann legte ich mich auf unser Korbsofa, ließ mir von Crystal kalte Umschläge machen und wartete, wie Don Elijio vorgeschlagen hatte, daß meine knallrote und blasenwerfende Hand von selbst heilte.

Auch für die inzwischen zehnjährige Crystal war

meine ständige Abwesenheit nicht ganz einfach. Jedesmal, wenn ich zur Farm zurückkehrte, kam sie aufgeregt auf mich zugelaufen, um zu erzählen, was während meiner Abwesenheit passiert war. Sie berichtete mir von Insekten, die sich über unsere Tomaten hergemacht hatten, von Leguanen, die plötzlich vor unserer Hütte aufgetaucht waren, und von den Eskapaden unserer Katzen, von denen eine fast täglich Eidechsen anschleppte, denen sie zuvor den Kopf abgebissen hatte.

Crystal war oft sehr einsam, so daß wir sie möglichst oft zu den Flemings und ihren Kindern schickten. Da unsere beiden Anwesen die einzigen im Umkreis von vielen Kilometern waren, fühlten wir uns im Grunde wie eine große Familie. Wir unterstützten uns, wenn der Urwald wieder auf dem Vormarsch war, halfen einander mit Lebensmitteln aus oder sprachen uns auch nur gegenseitig Mut zu.

Gemeinsam versuchten wir, unser tropisches Dasein so sicher wie möglich zu machen. Dabei kam uns Gregs Erfahrung als Sanitäter sehr zustatten, und außerdem nahm mein Vorrat an Hausrezepten ständig zu. Als Crystal, Bryony, Piers und Gonzalo eine gefährliche tropische Form der Masern bekamen, verordnete ich ihnen Bäder aus der Rinde des Gomartharzbaumes, die nicht nur den schmerzenden Ausschlag linderten, sondern außerdem das Fieber senkten und die Kinder in einen tiefen, erholsamen Schlaf fallen ließen.

Zu Beginn meiner Ausbildung versuchte ich nach meiner Rückkehr jeweils sofort auf unserer Farm die Pflanzen zu finden, die ich gerade kennengelernt hatte. Dabei war ich stets unsicher, ob ich sie tatsächlich ohne die Hilfe Don Elijios erkennen würde. Nach anderthalb Jahren im Urwald begannen mir die Pflanzen allmählich vertraut zu werden, und ich konnte mir auch ihren Gebrauch merken und die teilweise sehr interessanten Geschichten, die mein Lehrer über sie zu berichten wußte. Allerdings dauerte es noch sehr lange, bis ich mich so sicher fühlte, daß ich die Kräuter, die ich allein sammelte, auch bei meinen Patienten anwendete.

Unser Leben war immer noch schwierig und voller Herausforderungen, aber langsam zeigte unsere Beharrlichkeit Erfolge. Vor allen Dingen unsere Naturheilpraxis in San Ignacio begann besser zu laufen. Jetzt, da Greg und ich wußten, daß wir fünfunddreißig Hektar Land voller Heilpflanzen besaßen – genug für mehrere Leben –, waren wir nicht mehr auf die Importe aus den Vereinigten Staaten angewiesen.

Die meisten unserer neugewonnenen Patienten kamen aus einer Mennonitengemeinde ungefähr fünfzehn Kilometer nordöstlich von San Ignacio. Dort lebten einige hundert Mitglieder dieser ursprünglich aus Deutschland stammenden christlichen Sekte, die 1958 nach Belize gekommen waren, um hier eine bäuerliche Religionsgemeinschaft zu gründen. Da chiropraktische Behandlungsmethoden in ihrem Leben schon immer eine wichtige Rolle gespielt hatten, kamen sie oft lastwagenweise in unsere Praxis. Wir behandelten alle Altersgruppen, vom Neugeborenen bis zum Greis, und manchmal saßen bis zu zwölf Angehörige einer einzigen Familie in unserem Wartezimmer.

Auch unsere häßliche, verbrannte Urwaldlichtung verwandelte sich langsam in einen Garten voll tropischer Gewächse, darunter Hibiskusbüsche in vier

Farbvarianten und zahlreiche Orchideen. Wir aßen frischen Salat aus unserem organisch gedüngten Garten, aber auch Erdfrüchte wie Maniok und *macal* (Taro). Die Obstbäume trugen jetzt Mangos, Orangen, Zitronen und Avocados; die Ananasfrüchte und die Bananen waren dick und saftig.

Da wir jetzt finanziell sehr viel besser standen, konnten wir außerdem Farmhelfer und eine Haushälterin einstellen, die uns einen Teil der täglichen Arbeit abnahmen; außerdem bezahlten wir Panti eine kleine Aufwandsentschädigung für den Unterricht. Er schien jedesmal aufs neue überrascht, nahm das Geld aber dankbar an.

Natürlich gab es immer noch schlechte Tage, aber Greg, Crystal und ich begannen unser kleines Paradies immer mehr zu lieben. Wir sprachen nicht mehr davon, nach Chicago zurückzugehen, sondern wollten nirgendwo anders sein als auf unserer kleinen Farm, die jetzt auch einen Namen bekommen sollte.

Die Taufe feierten wir mit einer Flasche Champagner, die wir im Fluß gekühlt hatten. Unser Besitz hieß nun Ix-Chel-Farm – benannt nach der Maya-Göttin der Medizin.

10

Don Elijio auf Freiersfüßen

Eines Tages, als wir *Anal*-Blätter sammelten, bemerkte ich, daß Don Elijio traurig und niedergeschlagen war, denn er hatte den ganzen Tag noch keinen Scherz gemacht. Als wir uns bereits auf dem Heimweg befanden, begann er endlich über sein Problem zu sprechen. Es ging um eine Frau, die er La Cobanera nannte.

In Wahrheit hieß sie Claudia und lebte in Cobán, einem Ort etwa fünfzehn Kilometer südlich von San Antonio, auf der guatemaltekischen Seite der Grenze. Sie war mit Bauchschmerzen zu ihm gekommen, und nachdem er sie kuriert hatte, begann er sie zu umwerben.

Allerdings machte er keine rechten Fortschritte. Zwar hatte La Cobanera mehrmals versprochen, zu ihm zu ziehen, aber ihr Versprechen dann stets mit fadenscheinigen Begründungen gebrochen.

»Ich habe ihr gesagt, sie erinnere mich an eine Blume, die wir *Amor de un Rato* nennen, Liebe eines Augenblicks, aber sie lacht mich nur aus und sagt, sie habe noch eine Menge Arbeit zu erledigen, bevor sie zu mir ziehen könne. Immer wieder heißt es ›nächste Woche, nächste Woche‹. Manchmal glaube ich, diese nächste Woche wird niemals kommen.«

Er hatte Claudia sein Herz ausgeschüttet und ihr gesagt, wie einsam er sei und wie sehr er eine Frau brauche, die sich um sein Haus kümmere. »Ich habe ihr versprochen, daß sie es gut bei mir haben wird. Ich habe einiges erlebt in meinem Leben, und ich weiß, wie man eine Frau glücklich macht. An Geld soll es ihr ebenfalls nicht mangeln. Wenn ich es auch nicht aus dem Ärmel schütteln kann, so denke ich doch, daß genug für uns beide vorhanden ist.«

Er wurde mit jedem Wort ungehaltener. »Immer, wenn sie mich besucht, fragt sie nach Geld. Nachts ist sie sehr zärtlich, aber morgens verletzt sie mich, wenn sie ihre Sachen zusammenpackt und anschließend ihre Hand aufhält. Anfangs waren es zwanzig, dann dreißig, und jetzt will sie bereits achtzig Dollar. Rosita, sie spielt mit mir. Nachts umgarnt sie mich, aber am Tage lacht sie mich aus.«

Erschwerend kam hinzu, daß ihm ein Patient erzählt hatte, er habe La Cobanera in Belmopan am Arm eines anderen Mannes gesehen. Auch hatte man ihr verschiedene, wenig schmeichelhafte Namen gegeben, etwa *Limpia mundo* oder *Rastillo*. Ersteres war die Bezeichnung für jemanden, der es darauf abgesehen hat, seine Mitmenschen zu schröpfen; mit dem zweiten Begriff bedachte man Leute mit einem unersättlichen Appetit nach Geld.

»Nehmen Sie sich vor ihr in acht, alter Mann«, hatte der Patient gewarnt. »Glauben Sie ihren Lügen nicht, denn sie ist nicht die, die sie vorgibt zu sein.«

Panti hatte Claudia gesagt, daß er über ihren unsteten Lebenswandel Bescheid wisse, daß er aber auch bereit sei, die Vergangenheit zu vergessen. »Sie kann bei mir einen neuen Anfang machen. Ich werde mich gut um sie kümmern, wie ich es schon bei Chinda getan habe.«

Es schmerzte mich zu hören, daß Panti sich um eine Frau bemühte, die seine Zuneigung nicht verdiente. Ganz offensichtlich war er aber einfach zu vertrauensvoll, was im Grunde auch mein Problem war. Möglicherweise ist die Nachsicht gegenüber menschlichen Schwächen ein Teil unserer Begabung, Kranke heilen zu können.

Schließlich platzte ich heraus: »Sie sollte Ihnen das nicht antun, Don Elijio. Sie scheint nicht zu wissen, was für eine ausgezeichnete Partie Sie sind.«

»*Mamasita*, es schmerzt mich, wenn ich betteln muß wie ein Schuljunge, nur damit sie nicht fortgeht«, sagte er monoton und mit schmerzverzerrter Stimme.

Es begann zu regnen. Die nassen Säcke auf unseren Rücken wurden durch die Feuchtigkeit immer schwerer und die Pfützen auf der schlaglochübersäten Straße immer tiefer. Ich schaute von Zeit zu Zeit zu ihm hinüber, um zu sehen, ob die Aussprache etwas genützt und seine Stimmung sich gebessert hatte. Mit jedem Tag, der verging, fühlte ich mich stärker für ihn verantwortlich, und ich war sehr erbost über das, was man ihm angetan hatte. Ich war bereit, diesem liebenswerten Mann, den ich zutiefst respektierte, möglichst viel Zuneigung zu erwidern, während andere Frauen seine Suche nach einer wirklichen Partnerschaft und seine Einsamkeit ausnutzten.

Einige Wochen später lernte ich La Cobanera kennen. Ich war nach der Sprechstunde gerade dabei aufzuräumen, während Panti sich nach einer anstrengenden chiropraktischen Behandlung ausruhte, als ich ein Auto ankommen hörte.

Gleich darauf erschien eine kleine, stämmige, barfüßige Frau mit einem zerrissenen und geflickten Kleid. »Wer sind Sie? Sind Sie krank? Und wo ist der alte Mann?« fragte sie, als sie mich erblickte.

Ich stellte mich vor. »Und wer sind Sie?«

»Claudia, zu Ihren Diensten. Vermutlich hat Ihnen der alte Mann von mir erzählt, nein? Aber ich habe eine Menge von Ihnen gehört. Ich kann Ihnen versichern, daß er Sie sehr mag. Und was hat er Ihnen über mich erzählt?«

Während sie Luft holte, dachte ich über ihre direkte Frage nach. Ich beschloß, meine Antwort irgendwo zwischen ungeschminkter Offenheit und Höflichkeit anzusiedeln.

»Er sagt, er mag Sie sehr und möchte, daß Sie bei ihm bleiben und ihn nicht immer wieder verlassen.«

»Aber das muß ich. Ich habe fünf Söhne und außerdem ein Maisfeld und Haustiere zu versorgen. Ich werde bei ihm bleiben, wenn ich alles geregelt habe, aber dazu muß er mir helfen. Ich brauche Geld, denn nur Geld läßt den Hund tanzen. *Con dinero baile el perro.*«

Wir hörten ein Geräusch im Schlafzimmer, und sie stand auf, um hinter den Vorhang zu seiner Hängematte zu gehen.

»Du bist also endlich wieder einmal aufgetaucht?« hörte ich ihn mit kühler Stimme sagen.

»Diesmal kann ich eine ganze Woche bleiben, mein König. Der Mais ist geerntet, und meine Söhne haben ihn bereits eingelagert. Der jüngste kocht für die anderen, so daß sie eine Zeitlang ohne mich auskommen werden.«

Panti schob den Vorhang beiseite und kratzte sich

die Bisse und Stiche, die er sich im Urwald geholt hatte, bevor er sein Baumwollhemd anzog.

»Das ist meine Schülerin Rosita«, sagte er, während er auf mich deutete. »Sie bleibt ebenfalls für einige Tage hier und hilft mir, Heilpflanzen zu sammeln. Ihr könnt euch also etwas näher kennenlernen.« Sie drehte sich herum und schenkte mir ein gekünsteltes Lächeln; dann verstaute sie ihr Gepäck in dem kleinen Zimmer und verschwand in die Küchenhütte. Panti und ich folgten ihr kurz darauf, um uns um die Verarbeitung unserer Heilpflanzen zu kümmern.

Die Anwesenheit einer anderen Frau – die Panti zudem noch sehr nahestand – verlieh der Hütte eine gewisse Behaglichkeit. Während sie Papier in der Feuerstelle entzündete und den Flammen Luft zuwedelte, versäumte sie es nicht, den mürrisch dreinblickenden Panti zwischendurch immer wieder einmal zu tätscheln. Sie berichtete von der Maisernte, ihren arbeitslosen Söhnen und dem Pferd, das gefohlt hatte. Nach etwa einer halben Stunde begann der alte Mann aufzutauen, und seine abweisende Haltung wurde immer schwächer. Die Gesichter der beiden wurden durch den Austausch der Neuigkeiten über das Vieh, die Ernte, die Aufzucht von Kindern und über längst vergangene Zeiten immer fröhlicher.

Ich versuchte, ihnen möglichst viel Privatatmosphäre zu belassen, indem ich mich schweigend auf meine Arbeit konzentrierte, fühlte mich aber immer wieder von der Munterkeit hingerissen, die Panti in Anwesenheit des von ihm umworbenen Gastes an den Tag legte. Wenn Claudia wirklich aufrichtig war, dann waren seine Gebete erhört worden – dann hatte er jemand für seine mühsamen Tage und seine langen, einsamen Nächte gefunden. Wenn sie es nur auf sein Geld oder sein Ansehen abgesehen hatte, dann wurde ich gerade Zeugin einer sich anbahnenden Tragödie.

Die Unterhaltung der beiden setzte sich bis spät in die Nacht fort. Bereits nach kurzer Zeit hatte mich Claudia mit ihrem Charme entwaffnet, und ich begann, mich an der Unterhaltung zu beteiligen. Als ich sie nach dem Vater ihrer fünf Söhne fragte, sagte sie, ohne mit der Wimper zu zucken, daß dieser die Familie bereits vor vielen Jahren verlassen hatte und sie die Kinder allein aufziehen mußte. Es war die traurige Geschichte eines harten Lebens, wie ich es von vielen mittelamerikanischen Frauen her kannte.

Als es Zeit war, ins Bett zu gehen, bot ich Panti an, meine Hängematte in der Küchenhütte aufzuhängen, aber er bestand darauf, daß ich in dem steinernen Haus blieb, so daß ich nur durch einen Vorhang von ihm und seiner neuen *amante* getrennt war. Ich hörte, wie sie sich in seiner großen Baumwollhängematte zusammenkuschelten und flüsterten und kicherten, bis ich um drei Uhr morgens endlich in einen erschöpften Schlaf fiel.

Beim ersten Morgenlicht rüttelte er wie gewöhnlich an meiner Hängematte: »Wach auf, Kindchen, wir müssen los.« Trotz der anstrengenden Nacht leuchteten seine Augen, und er sprühte vor Energie, als wir zu seinem Maisfeld aufbrachen. Ich konnte kaum mit ihm Schritt halten, und wenngleich ich weiterhin ernsthafte Bedenken gegen La Cobanera hatte, so war ich doch überzeugt, daß sie im Grunde eine außerordentlich gute Gefährtin für ihn war. Ich hoffte, es würde ihm gelingen, sie zum Bleiben zu bewegen.

11

Götter und Geister

Eines Tages sagte Panti wie aus heiterem Himmel: »Es ist Zeit, eine *Primicia* zu veranstalten, Rosita, um dich bei den Maya-Geistern einzuführen.«

Ich fühlte mich geehrt. Die *Primicia* ist ein altes Maya-Ritual, das sich bis heute erhalten hat. Zweck dieser Zeremonie ist es, den neun Maya-Geistern – wie auch dem christlichen Gott – seine Verehrung zu zeigen, ihnen zu danken oder sie um etwas zu bitten.

»Als ich jung war, veranstalteten die Dorfbewohner, nachdem sie ihre Felder bestellt hatten, eine *Primicia* in der katholischen Kirche«, sagte Panti. »Wir blieben die ganze Nacht auf, sangen und baten die Geister um Regen. Noch vor Sonnenaufgang begannen dann auch schon die ersten Tropfen zu fallen, wobei sich der Regen durch einen lauten Donner ankündigte, der die schlafenden Samen in den Feldern weckte.

Wir veranstalteten jedes Jahr neun *Primicias*, für die Aussaat, für die Ernte, für den Regen, für kranke Menschen und manchmal auch nur, um den Geistern unsere Verehrung zu zeigen. Um eine gute Ernte zu bekommen, nahmen die Farmer zuvor gesegnete *atole* und verteilten sie an den vier Ecken ihrer Maisfelder. Die Jäger schossen vor der *Primicia* neun Rehe und legten deren Kieferknochen auf den Altar. So sorgten sie dafür, daß sie auch in Zukunft noch etwas zu jagen hatten.«

Ohne die Geister, erzählte er, wäre ein Leben unmöglich. Sie kümmern sich um die Erde, die Menschen, die Tiere, die Pflanzen, die Ernte, den Regen, den Donner, die Jahreszeiten, den Tag und die Nacht, die wichtigen Entscheidungen, die Geburten der Kinder und alle weiteren Aspekte des täglichen Lebens. Jeder Geist muß sich um bestimmte Dinge kümmern. So ist Yax Tum Bak beispielsweise der Herr der Aussaat und Chac der Gott des Regens.

Es gibt neun verschiedene Geister. Daher war die Neun auch die heilige Zahl der Maya, berichtete er, während wir die Blätter der stacheligen *Escoba*-Palme abpflückten. »Ich kann dir die Namen der Geister nicht nennen«, sagte er. »Das würde ihre Macht verringern, denn du hast ja keinen Sastun.

Heute verehren die Menschen die Geister, etwa den Herrn der Maisfelder, nur noch in Ausnahmefällen. Wenn man ihnen sagt, sie sollten es nicht versäumen, diesem Geist ihre Achtung zu erweisen, dann lachen sie und sagen: ›Was für ein Herr der Maisfelder? Ich bin hier der einzige Herr, und deine Geister sind mir egal, alter Mann. Wir brauchen sie heute nicht mehr.‹ Aber dann mußt du dir nur einmal ihre unfruchtbaren Felder und den schrecklichen Mais anschauen, den sie ernten. Sie brauchen die Geister in Wahrheit mehr, als sie glauben.

Und unsere Geister brauchen die *Primicias*, denn dadurch werden sie in die Welt der Sterblichen eingeladen. Bei einer *Primicia* werden die Geister lebendig und antworten auf unsere Gebete.«

Ich hatte schon lange wissen wollen, was es mit den Maya-Geistern auf sich hatte. Er bezeichnete sie auch als *Segundo Dios*, was soviel bedeutet wie Zweiter Gott oder die Rechte Hand Gottes, und mich interessierte, wie sie eigentlich aussahen.

»Wir stellen sie uns nicht als Menschen mit Gesichtern und Körpern vor, sondern spüren ihre Anwesenheit allein im Wind. Sie sind aus Wind, und im Wind kommen sie auch zur Erde«, fuhr er fort. »Blitze sind ihre Macheten, und ihre Stimme ist der Donner. Manchmal kann man ihren Rücken im Licht der Blitze sehen, die während eines Sturmes über den Himmel zucken.«

Er stand mit der Machete in der rechten Hand da und ahmte die Geräusche eines Gewitters nach. »Bumm, kabumm, bumm, kabumm«, rief er wie bei einer Bühnenaufführung und schwang seine Machete über dem Kopf.

»Man könnte Angst vor ihnen bekommen«, sagte ich.

»Nein, nein, sie sind sehr gute Freunde«, versicherte er mir sofort. In der Religion der Maya sind die Götter und Geister mit den Sterblichen in jeder Phase des Lebens eng verbunden. Die Geister sind den Menschen fast immer freundlich gesonnen, es sei denn, sie sehen, daß jemand Radio hört, vor dem Fernseher sitzt oder Blutschande begeht. »Sie sind einsam und helfen uns gern bei allen Dingen«, sagte er. »Sie sind immer für uns da, wenn wir sie brauchen. Wir müssen sie nur um ihre Hilfe bitten.«

Ich versuchte mir die Maya-Geister genau vorzustellen und kam zum Ergebnis, daß man sie vielleicht mit unseren Schutzengeln vergleichen konnte oder noch eher mit den Erzengeln Michael, Raphael und Gabriel.

Don Elijio erzählte mir, daß es außerdem noch weniger mächtige Geister gebe, die sich um jede Pflanze und jedes Tier kümmerten. Er nannte sie *dueños*, also Herren, und ähnlich den keltischen Elfen und Feen waren sie nur sehr schwer faßbar. Typisch für sie war das oft schelmische Verhalten.

Außerdem glaubte Panti an die neun bösen Geister, die in den neun verschiedenen Sektionen der Unterwelt residierten. »Diese Geister werden von denen angerufen, die sich der Schwarzen Magie verschrieben haben«, warnte er. »Sie kommen ebenfalls mit dem Wind, aber sie sind böse. Daher erscheinen sie auch hauptsächlich während der Nacht.«

Es hatte eine Zeit gegeben, da waren die neun guten Geister in Tikal heimisch gewesen. Aber nachdem die Archäologen dort aufgetaucht waren, hatten sie Schutz in weiter entfernten Tempelruinen gesucht, beispielsweise in Uaxactun, wo sie ungestört leben konnten. »Als die Archäologen auch nach Uaxactun kamen, zogen sich die Geister nach Caxcun an der Grenze zwischen Belize und Guatemala zurück, wo drei Berge so nahe zusammenliegen, daß sie einen gemeinsamen Gipfel haben.

Caxcun ist verzaubert und nun die Heimat der Maya-Geister. Niemand sollte dorthin gehen«, sagte er mir. »Viele haben es probiert, aber alle sind gescheitert. Einige *gringos* haben versucht, den Gipfel der Berge zu erklimmen. Sie wurden aber vom Wind hintergeweht, denn die Felsen verwandelten sich unter ihren Händen in Sand, so daß sie sich nicht festhalten konnten. Später kamen dieselben *gringos* mit einem Flugzeug zurück und versuchten über die Gipfel zu fliegen, aber auch das Flugzeug konnte nicht gegen den starken Wind ankommen.«

Nachdem die guten Geister Tikal verlassen hatten, wurde die verlassene Stadt von den bösen Geistern als Wohnort auserkoren. »Deshalb würde ich niemals wieder nach Tikal gehen«, sagte Don Elijio. »Ich hätte zuviel Angst.«

Auch in den weniger bedeutenden Ruinen von Xunantunich, einer kleinen vorgeschichtlichen Siedlung in der Nähe von Succotz, wo Panti aufgewachsen war, lebten Geister.

»Als die Archäologen kamen, um ein Grabmal in Xunantunich öffnen zu lassen, sind die Arbeiter reihenweise in Ohnmacht gefallen. Kurz zuvor konnte man noch ein lautes ›Hmmmmmmmmmmmm‹ hören«, sagte Don Elijio und ahmte das schaurige Geräusch nach. »Einige der Arbeiter kamen nicht wieder zu sich und starben.«

Inzwischen hatten wir einige *Guaco*-Lianen gefunden. Während wir sie abschnitten, erklärte mir Don Elijio, daß jetzt der richtige Zeitpunkt für meine *Primicia* sei. Es war kurz vor Ostern, und Karfreitag sei ein guter Tag, um die neun guten Geister kennenzulernen.

»Das ist der heiligste Tag im Jahr«, erklärte er. »Es ist der Tag, an dem die Geister ihre Menschen im gesamten Maya-Gebiet besuchen.«

Ich war ein wenig durcheinander. »Warum ist gerade Karfreitag ein heiliger Tag bei den Maya?« fragte ich. »Es ist doch ein christlicher Feiertag.«

»Du mußt nicht alles glauben, was du hörst, Kindchen!« antwortete er. »Jesus, Maria und viele der Hei-

ligen kamen vor langer Zeit ins Land meiner Urah-
nen. Als sie hier eintrafen, hielten sie zusammen mit
den neun Maya-Geistern einen himmlischen Rat ab.
Sie sind nicht wie du und ich, verstehst du? Sie sind
nicht eifersüchtig oder mißgünstig. Nein, sie alle ver-
sammelten sich bei diesem großen himmlischen Treffen und beschlossen zusammenzuarbeiten zum Woh-
le der menschlichen Seelen. Gemeinsam beantworten
sie nun unsere Gebete, heilen die Kranken und halten
unsere Hände, wenn wir sterben.«

Don Elijio betete außer zu den Maya-Geistern auch
noch zu den vier Jungfrauen. »Haben sie dir auf der
katholischen Schule nichts von den vier Jungfrauen
erzählt?« fragte er mich ärgerlich. Geduldig, als sprä-
che er mit einem Kind, erzählte er mir von der Jungfrau Carmen, der Jungfrau von Guadalupe, der Jungfrau von Fatima und der Jungfrau von Lourdes. »Wir
beten zu ihnen, und sie vollbringen Wunder, Rosita.
Vertrauen ist es, was sie uns helfen läßt.«

Als er mir von den Jungfrauen erzählte, bemerkte
ich, daß die vier Aspekte Ix Chels, der Königin aller
Maya-Gottheiten und Mutter aller Menschen, ganz
einfach auf die Jungfrauen übertragen worden waren.
Ix Chel wirkte als Aufseherin über vier unterschiedliche Bereiche: Als junger Geist war sie verantwortlich
für die Geburten und für die Webkunst; als ältere
Dame kümmerte sie sich um die Medizin und den
Mond. Die Eingeborenen Mittelamerikas hatten ihrer
Göttin also eine Viereinigkeit verliehen, und so war
die Vier auch eine weitere heilige Zahl der Maya. Die
ganze Sache erinnerte an die Dreifaltigkeit der Bibel,
also an die Offenbarung Gottes als Vater, Sohn und
Heiliger Geist.

Don Elijios Religion war eine Mischung aus altem Maya-Glauben und spanischem Katholizismus. Ich fragte ihn, ob ihm die Heiligen der christlichen Kirche schon als Kind bekannt gewesen seien, was er verneinte. Erst als die Dorfbewohner von katholischen Priestern christianisiert wurden, hatte Panti die neuen Heiligen seinem Weltbild hinzugefügt. Mir erschien es sehr klug, daß die Stammesältesten der Maya nicht verhindert hatten, daß ihre Religion verschiedene Aspekte des Katholizismus aufnahm, denn so wurde die ursprüngliche Religion nicht völlig ausgemerzt.

Ich bewunderte Don Elijios einfachen, starken Glauben an die unsichtbaren Mächte, aber auch die Art, wie er die Geister in sein tägliches Leben mit einbezog. Das unterschied sich sehr von den Erfahrungen, die ich als Kind mit der katholischen Kirche gemacht hatte. Religion und das alltägliche Leben waren in meiner Erziehung völlig unterschiedliche Dinge gewesen.

Inzwischen ging es auf Mittag zu. Es war bereits wieder sehr heiß, und wir hatten unsere Säcke mit Yamswurzeln und *Zorillo* gefüllt.

Wir setzten uns nieder und erfrischten uns an saftigen Mangos. Dabei wechselte unser Gesprächsthema von den Geistern zu La Cobanera. Claudias eifersüchtige und egoistische Natur begann sich immer deutlicher abzuzeichnen. Es hatte mehrfach Zwischenfälle mit weiblichen Patienten gegeben. Ich hatte selbst beobachtet, wie sie verschiedentlich die Körpermassagen an Frauen unterbunden hatte. Ihr ärgerliches Gesicht hinter dem Vorhang verbergend, fragte sie: »Wie lange soll das noch dauern? Mußt du eigentlich jede Frau, die hierherkommt, massieren?«

Panti war von ihrem Auftritt alles andere als begeistert, und auch die Patienten gaben sich peinlich berührt. Ihr Mißtrauen konnte leicht dazu beitragen, die Ängste der weiblichen Patienten zu verstärken. Sie hatten vermutlich dieselben Gerüchte über Panti gehört, die anfänglich auch mir Angst eingejagt hatten. Panti fühlte sich von ihren Verdächtigungen gekränkt, nicht zuletzt deshalb, weil er sich selbst einen strengen Verhaltenskodex bei der Behandlung weiblicher Patienten auferlegt hatte.

Auch auf mich war Claudia eifersüchtig und unterstellte, Panti und ich seien in Wirklichkeit ein Liebespaar, hielten unsere Affäre aber vor ihr und Greg geheim. Zwar lachten wir darüber, wenngleich das Ausmaß ihres paranoiden Verhaltens dadurch mehr als deutlich wurde.

Daher glaubte ich, ihm an diesem Tag im Urwald einen Ratschlag geben zu müssen: »*Papá*, Sie sind ein erwachsener Mann mit einer Menge Lebenserfahrung, aber dieses Mal hat Ihnen die Einsamkeit und die Sehnsucht nach einer Frau Ihr Urteilsvermögen getrübt. Wie wollen Sie Ihre Arbeit ordentlich verrichten, wenn Sie genau wissen, daß Claudias mißmutiges Gesicht Sie durch den Vorhang beobachtet? Bedenken Sie nur, wie sie unsere Zusammenarbeit einschätzt. Sie sieht überall Unrat, auch dort, wo das Wasser in Wirklichkeit klar und sauber ist. Das kann nicht gutgehen, *papasito*!«

»Sie kann sich ändern. Vielleicht braucht sie nur einen guten Mann, der sie trotz ihrer schlechten Eigenschaften liebt. Ich verstehe deine Bedenken, aber ich kann nicht anders.«

Panti lehnte sich einen Moment auf seine Hacke,

wischte sich die Stirn mit seinem zerknitterten, stark verfärbten Taschentuch ab und atmete tief ein. Einen Moment schien es, als würde er anfangen zu weinen. Dann zuckte er jedoch mit den Schultern und sagte ruhig: »Nun, ich habe sie bereits eingeladen, mit mir zur *Primicia* auf deine Farm zu kommen. Vielleicht tut es unserer Liebe gut, wenn wir einmal ein wenig von dem Gerede im Dorf und von meinen Enkeln wegkommen. Wenn sie meine Arbeit sieht und meine Begabung, wird sie sicher sanftmütiger werden. Sie wird sich schließlich als jene gute Frau erweisen, die sich bisher noch hinter der Maske einer Kratzbürste verbirgt.«

Da sie noch nie etwas freiwillig für ihn getan hatte, plante er, auf unserer Farm ihre Selbstlosigkeit zu testen, indem er sie aufforderte, seine Wäsche im Fluß zu waschen.

Ich freute mich schon darauf, ihn die drei Tage, die er sich von seinen Patienten freimachen konnte, bei uns zu haben. Als ich an diesem Nachmittag nach Hause zurückging, dachte ich darüber nach, was für ein verwundbarer Mann Don Elijio doch war, und das, obwohl er die Macht hatte, mit Geistern zu kommunizieren. Er war ein unsicherer alter Greis, der sich ungeliebt, unverstanden und verlassen fühlte. In Liebesdingen hatte er die gleichen Probleme wie alle Menschen. Im Grunde stärkte diese Schwäche mein Vertrauen in ihn nur noch mehr.

Nach meiner Ankunft auf der Farm verkündete ich die Neuigkeit von der bevorstehenden *Primicia*. Alle freuten sich mit mir. Zu dieser Zeit befand sich auch mein inzwischen zwanzigjähriger Sohn James für die Semesterferien bei uns. Er und Crystal waren begeistert von der Vorstellung, einer uralten Zeremonie zu Ehren ihrer Mutter beizuwohnen.

Der Termin für die *Primicia* paßte besonders gut, da wir in der gleichen Woche zufällig auch den Jahrestag unserer Farm feierten. Es gab vieles, wofür wir dankbar sein mußten: Wir waren noch am Leben und zusammen, und niemand war von einer Schlange gebissen worden; wir hatten stets frische, mit organischen Anbaumethoden kultivierte Nahrungsmittel auf dem Tisch, und Don Elijio gab sein großes Wissen an uns weiter.

Greg und ich beschlossen, den Altar für die *Primicia* auf einem Hügel zu bauen, auf dem wir einige alte Maya-Steinwerkzeuge, Spindeln, Tonscherben und Klingen aus Obsidian gefunden hatten – Hinweise auf eine frühere Siedlung hier am Fluß, gerade einmal fünf Meter von meiner Küche entfernt.

Unser Leben war zweifellos sehr viel leichter geworden. Zwar mußten wir auch weiterhin schwer arbeiten, aber dieser Umstand machte uns keine Angst mehr, da wir inzwischen die Regeln des Dschungels kannten und zahlreiche Überlebensstrategien entwickelt hatten. Wir fühlten uns irgendwie verpflichtet, den Maya-Geistern unseren Dank zu erweisen, wenn wir auch nicht wußten, welche Rolle sie bei unserem Glück genau gespielt hatten. Daher konnten wir die Karwoche kaum noch erwarten.

12

Die Weihe

Es hatte die ganze Karwoche geregnet, und auch am Karfreitag herrschte das um diese Jahreszeit übliche regnerische und neblige Wetter. Obwohl die Farm inzwischen zu einem großen Teil mit jungem, frischem Gras bedeckt war, gab es immer noch zahlreiche schlammige Stellen, so daß wir seit Tagen kniehohe Gummistiefel trugen und uns häufig im Freien mit Regenwasser duschen mußten. Außerdem unterhielten wir in der Küche ständig ein Feuer, damit wir uns wärmen und unsere Kleidungsstücke trocknen konnten.

An diesem Morgen gab es frische Muffins, Mangos und Zitronengrastee. Wir frühstückten an einem neuen Tisch, den Greg aus einem alten Mahagoniregal gezimmert hatte. Denn dies war kein normaler Freitag – es war der Tag, an dem meine Familie die Maya-Geister kennenlernen sollte.

Danach begannen wir mit unseren Vorbereitungen für die *Primicia* und den Empfang unserer Ehrengäste Panti und Claudia. James fuhr mit dem Kanu auf die andere Seite des Flusses und ging ihnen ein Stück entgegen.

Bald darauf hörten wir meinen Sohn vom gegenüberliegenden Ufer rufen: »Ma-a-a-ma. Wir kommen jetzt herüber.« Einige Minuten später sahen wir Panti langsam die Stufen vom Fluß heraufkommen.

Ihm folgte eine rotgesichtige, schwer atmende Claudia mit einem Sack schmutziger Wäsche auf dem Kopf, und den Schluß bildete James. Er trug das Paddel in der Hand, und auf seinem hübschen Gesicht war ein Lächeln zu erkennen, das kaum weniger breit schien als der Macal River.

Wir begrüßten uns herzlich, und Panti, der an niedrige, dunkle Räume mit wenigen Fenstern gewöhnt war, staunte über meine große, helle, etwa sechs Meter hohe Küche. Als ich die beiden zu unserem Gästehaus führte einem einfachen, ungestrichenen Holzgebäude mit Palmdach –, stießen sie sogar Überraschungslaute aus, als handle es sich um ein Vier-Sterne-Hotel. Panti legte seinen Plastiksack ab, streckte sich auf dem gepolsterten Bett aus und drehte sich dann langsam wie der Zeiger einer Uhr herum.

»Es ist so groß und weich. Das beste Bett, das ich in meinem ganzen Leben gesehen habe. Rosita, du behandelst uns wie ein Herrscherpaar.« Claudia nickte zustimmend und warf einen Blick auf den gepolsterten Schaukelstuhl. Sie ließ ihren kräftigen Körper hineinfallen, seufzte erschöpft und begann zu schaukeln.

Panti lehnte das Frühstück ab, da er nach eigenen Angaben am Karfreitag stets bis Sonnenuntergang fastete. Ich stellte fest, daß sich Claudia Don Elijio gegenüber sehr viel nachgiebiger als bisher benahm, und begann bereits zu glauben, daß er recht haben könnte. Vielleicht brauchte sie wirklich nur einen guten Mann, der sie liebte und ihr die schlechten Eigenschaften austrieb.

Später saß Panti im besten Sessel unserer Küche

zwischen der dort aufgehängten Unterwäsche, den Overalls und Handtüchern, und hielt hof. Geduldig beantwortete er unsere unzähligen Fragen über die *Primicia* und ihre Wichtigkeit. Er schien seine Rolle als Priester und Lehrer zu genießen. Als wir gerade über die Maya-Geister sprachen, wurden wir durch lautes Rufen vom gegenüberliegenden Ufer aufgeschreckt.

Wir antworteten und hörten gleich darauf einen Mann fragen: »Ist Don Elijio bei Ihnen?«

»Ja«, antwortete ich widerstrebend, da ich fürchtete, Panti könnte uns durch irgendwelche Bittsteller entführt werden. Sollte es sich um eine hilfsbedürftige Person handeln, würde er sich ganz sicher zunächst um diesen Fall kümmern und die ersehnte Zeremonie verschieben.

»Wir müssen zu ihm! Es ist sehr wichtig! Bitte holen Sie uns herüber!« ließ sich die Stimme erneut vernehmen. Panti lachte und begann heftiger in seinem Stuhl zu schaukeln. »Wie ich dir gesagt habe, Kindchen. Sie folgen uns überall hin.«

»Sie sind noch nicht einmal eine Stunde hier, und schon ruft man nach Ihnen«, sagte ich und gab James ein Paddel, damit er die Besucher herüberholen konnte. Nach einigen Minuten kam er in Begleitung von zwei ziemlich verzweifelten Männern zurück.

»Wir sind kurz nach Ihrer Abreise in San Antonio angekommen, und Ihre Enkelin hat uns erzählt, wo wir Sie finden können«, erklärte einer von ihnen. »Ich muß vertraulich mit Ihnen sprechen. Bitte! Es ist wichtig!«

Don Elijio ergriff meine ausgestreckte Hand und ließ sich von mir durchs feuchte Gras zu seiner kleinen Flitterwochenhütte hinüberfahren. Als die beiden Männer wieder fort waren, erzählte Panti, einer der beiden Männer sei in San Ignacio in eine schwere Straftat verwickelt worden und müsse nun in der kommenden Woche zu einem Gerichtstermin erscheinen. Daher habe er ihn, Don Elijio, gebeten, den Richter und die Geschworenen in seinem Sinne zu beeinflussen. Ich war geschockt, daß er so etwas tun wollte und konnte, aber er erklärte mir, daß der Zauber nur wirke, wenn der Beschuldigte tatsächlich unschuldig war. Das Spezialgebet für Gerichtsverfahren sorgte dafür, daß der Angeklagte nur freigelassen wurde, wenn er die Wahrheit gesagt hatte, da die Richter und Rechtsanwälte in diesem Fall keine Beweise finden konnten, die die Beschuldigung belegten.

Anschließend bat mich Panti überraschenderweise noch um einen Gefallen. Er gab mir einen Sack, den er aus San Antonio mitgebracht hatte, und flüsterte: »In diesem Beutel ist mein ganzes Geld. Verstecke es gut, bis wir wieder fortgehen.«

Ich nahm den Beutel mit in unser Haus und überlegte, wo ich ihn verbergen sollte. Zunächst warf ich aber noch einen Blick hinein und konnte feststellen, daß er tatsächlich verschieden hohe, sorgfältig gebündelte Scheine enthielt. Ich schüttelte erstaunt den Kopf und verstaute das Geld schließlich auf einem Regal über unserem Bett.

Danach ging ich in die Küchenhütte und half Claudia, das Feuer anzumachen und blauen Mais zu kochen, denn die untergehende Sonne zeigte mir, daß der Beginn der *Primicia* immer näher rückte.

Panti überprüfte den gekochten Mais mehrfach, bis er sicher war, daß die Konsistenz stimmte. Dann zerkleinerten wir ihn in einer Handmühle und kochten ihn erneut mit Wasser und braunem Zucker auf. Anschließend legten wir neun weiße Blumen auf den Altar – eine für jeden der neun Maya-Geister – und stellten Vasen mit weiteren Blumen und Schalen mit Früchten dazu. Auf beiden Seiten des Altars postierte ich zwei hölzerne Engel mit ausgebreiteten Flügeln und zum Gebet gefalteten Händen, die ich noch aus meiner Zeit in Mexiko besaß. Die vier brennenden Kerzen hatten wir wegen des leichten Regens mit Schirmen geschützt, und neben dem Altar schwelte Kopalharz auf einem Kohlenfeuer.

Panti und ich gingen *Tzibche*-Blätter suchen, damit er die Teilnehmer an der Zeremonie schützen konnte. Wir fanden sie nur wenige Meter von unserer Farm entfernt im Dschungel, und er wunderte sich, wie viele wildwachsende Heilpflanzen es ganz in der Nähe unserer Hütten gab.

Nach unserer Rückkehr legten wir Fotos von Angehörigen und von kranken Leuten auf den Altar, dazu einige Kristalle. Wir arbeiteten schweigend und mit einer gewissen Ehrfurcht, und schon bevor die Zeremonie begann, glaubte man den Hauch des Übernatürlichen auf der gesamten Farm zu spüren.

Als alles an seinem Platz war, versammelte uns Panti um den Altar. Ich holte die *atole* aus der Küche, und Claudia gab ihm den Beutel mit den Flaschenkürbissen. Er stellte neun dieser Gefäße auf den Altar, das zehnte benutzte er als Vorratsbehälter, um die anderen zu je einem Drittel mit *atole* zu füllen. Er verteilte die Flüssigkeit so gleichmäßig, wie es eine Mutter mit den letzten Nahrungsmitteln für ihre hungrigen Kinder täte.

Dann drehte er sich um und kontrollierte, ob alle anwesend waren. Greg, Crystal, James, Lucy, Claudia und ich warteten ungeduldig auf den Beginn der Maya-Messe. Mit einem *Tzibche*-Zweig schlug Don Elijio neun Kreuze über uns, damit wir vor den mächtigen Geisterwinden geschützt seien. Natürlich wollten sie uns nichts Böses antun, versicherte er. Aber manchmal, wenn schwache oder kranke Leute dabei waren, konnte die Anwesenheit dieser Geister dazu führen, daß sich die Krankheit verschlimmerte. Er murmelte ein Maya-Gebet, in das er auch die spanischen Begriffe »Gott Vater, Sohn und Heiliger Geist« einstreute.

Nachdem alle bekreuzigt waren, winkte er mich an den Altar heran. Ich fühlte mich wie ein Kind, das zum ersten Male auf einer Bühne steht und Angst hat, sich nicht an seinen Text erinnern zu können. Er bekreuzigte sich, bevor er die Arme ausstreckte und dann das Gebet der heiligen *Primicia* sprach. Alle Anwesenden schienen von seiner Gegenwart und seiner Macht völlig in den Bann gezogen. Zwar konnten wir seine Worte nicht verstehen, aber die Emotion, die Liebe und das Vertrauen dieses Mannes mußten nicht übersetzt werden. Ich stand wie elektrisiert neben ihm und fühlte, wie sich jedes Wort in der Luft um den Altar ausbreitete. Greg legte noch mehr Kopalharz auf das Kohlenfeuer, und sofort nahm der beißende Geruch, mit dem die Geister angelockt werden sollten, um Pantis heilige Gesänge zu hören, wieder zu. Der warf seinen Kopf in den Nacken und rief etwas, das sich anhörte wie der Schrei eines Hahnes: »*Ki-Ki-ri-Ki-kiiiiii.*« Ohne seinen Gesang zu unterbrechen, beugte er seinen Kopf dann nach vorne und schlug ein weiteres

Kreuz. Während wir auf die Geister warteten, begann es erneut zu regnen.

Kurz darauf ging ein regelrechter Wolkenbruch nieder, so daß Panti und Claudia in der Küche Schutz suchten, den Altar aber von dort aus weiter beobachteten. Alle anderen hielten, durch Mäntel und Schirme mehr schlecht als recht geschützt, tapfer im Regen aus, da sie den Zauber dieses einzigartigen Moments nicht zerstören wollten.

Im Laufe der nächsten Stunde legte sich das Unwetter und machte einer geheimnisvollen Stille Platz, in der Panti fortfuhr, seinen melodischen *cantico* zu singen.

Ich hörte mehrmals, daß er meinen Namen nannte, wobei er den respektvollen Zusatz *Doña* benutzte. Schließlich zeigte er mit ausgestreckten Händen in meine Richtung. Ich fand es immer noch unglaublich, daß ich, Rosita, eine Frau irakisch-italienischer Abstammung aus Chicago, hier mitten im Dschungel neben einem Maya-Priester stand und von ihm in das Reich der alten Maya-Götter eingeführt wurde.

Panti sprach seine letzten Sätze und wollte sich gerade vom Altar abwenden, als er wie angewurzelt stehenblieb. Er schaute vorsichtig über seine Schulter, und wir folgten seinem Blick mit unseren Augen. Es war völlig windstill; die Luft wirkte schwer, und die Palmblätter hingen bewegungslos herab, als müßten sie für ein Gemälde posieren. Dennoch bewegte sich die Flamme der einen Kerze nach Westen, während die auf der gegenüberliegenden Seite des Altars in die andere Richtung flackerte.

Ich warf Don Elijio einen Blick zu, aber er lachte nur und sagte: »Da sind sie. Sie sind tatsächlich gekommen. Sie haben unsere *Primicia*-Gebete gehört und den Geist der *atole* getrunken. Schau dorthin«, fuhr er fort und deutete mit seinem krummen, braunen Finger auf einen Palmwedel, der sich einige Meter vom Altar entfernt rhythmisch hin und her bewegte, als habe er die Absicht, uns die Anwesenheit der Geister mitzuteilen.

Wir blickten uns an, als wollten wir uns fragen: »Hast du gesehen, was ich gesehen habe?«

Als wir später die Opfergaben vom Altar räumten, fragte ich Panti vorsichtig, was er den Geistern über mich erzählt habe. Er unterbrach seine Arbeit und flüsterte: »Ich sagte ihnen, daß du ein reines Herz hast und daß ich dich als Schülerin akzeptiert habe. Außerdem habe ich sie gebeten, dir ebenfalls die Hilfe zukommen zu lassen, die sie mir in der Vergangenheit gewährten.«

»Vielen Dank, lieber Freund«, war alles, was ich herausbrachte.

Uns gefiel der Geruch des Kopalharzes so sehr, daß wir noch mehr davon auf das Kohlenfeuer warfen und es dann auf der ganzen Farm herumtrugen. Panti sagte, dadurch würden wir unseren Besitz bis in den letzten Winkel schützen.

Dann wies er Claudia an, seine geliebten Flaschenkürbisse, die er seit über fünfzig Jahren bei Hunderten von *Primicias* benutzt hatte, vorsichtig auszuwaschen. Nachdem er sie zurückbekommen hatte, drehte er sich zu mir um und reichte sie mir mit ausgestreckten Händen.

»Mit dem heutigen Tag gehören sie dir, meine Tochter«, sagte er und schaute mich mit väterlichem Stolz an.

Ich konnte die Tränen der Freude und der Dankbarkeit nicht länger zurückhalten. Wir hatten einen Bund zu Ehren der Götter geschlossen, die den Menschen halfen, Krankheiten zu bekämpfen.

13

Zweifaches Unglück

Nicht lange nach der *Primicia* erschien ein Flüchtling aus El Salvador namens Orlando an unserer Haustür und fragte nach Arbeit. Wir hatten gerade beschlossen, eine Reihe abgestorbener Bäume zu fällen und zu verbrennen, damit sich darunter keine Schlangen ansiedeln konnten. Da wir wußten, daß es schwer sein würde, diese Aufgabe allein zu bewältigen, entschlossen wir uns, den Mann für drei Tage einzustellen.

Am Abend des zweiten Tages hatten wir bereits einen großen Teil der Bäume gefällt und waren gerade dabei, die Zweige aufzuschichten, um sie zu verbrennen. Uns war klar, daß wir das Abfallholz nur zu bestimmten Tageszeiten in Brand setzen durften. Entscheidend war dabei der Wind, der unter bestimmten Bedingungen dazu führen konnte, daß die Flammen sich weiter als gewollt ausbreiteten. Man mußte schon einige Erfahrung und einiges Wissen haben, um diese Arbeit gefahrlos bewältigen zu können, und als wir mit Orlando darüber sprachen, versicherte er uns mit Nachdruck, er habe auf diesem Gebiet reichlich Erfahrung.

Am nächsten Morgen legte er Feuer an zahlreiche aus Ästen und Baumstämmen bestehende Haufen, die nur etwa zehn Meter von unseren Hütten entfernt aufgeschichtet waren. Bereits Minuten später wußten Greg und ich, daß wir einen großen Fehler gemacht hatten, denn der Morgenwind begann aufzufrischen und die Flammen anzufachen. Kurz darauf sahen wir uns einem Meer von bis zu drei Meter hohen Flammen gegenüber, die sich in alle Richtungen ausbreiteten.

Crystal schlief noch, und als ein Feuerball in die Hütte schlug, versengte er ihre Laken und hätte beinahe auch noch ihr Haar entzündet. Wir holten sie schnell aus dem Haus und brachten sie hinüber zu den Flemings. Entsetzt mußten wir feststellen, daß Mick an diesem Tag nicht zu Hause war und daß zu allem Unglück seine Wasserpumpe auch noch einen Defekt hatte.

Das Feuer war inzwischen außer Kontrolle geraten. Wir versuchten, neue Flammenherde zu löschen, was uns aber nicht gelang, da die trockenen Wedel der Kokosnußpalmen sich pausenlos in Brandgeschosse verwandelten. Kurz darauf waren wir von Flammen umgeben, und Greg und ich standen vor Angst und Unentschlossenheit wie versteinert da. Wie sollten wir das flammende Inferno mit einer Wasserreserve von nur 200 Litern und einer defekten Pumpe bekämpfen?

Orlando zeigte keinerlei Bereitschaft, uns zu helfen. Als ob nichts passiert wäre, fragte er beiläufig, ob ihn nicht jemand in die Stadt bringen könne. Obwohl Greg damals noch kein Spanisch sprach, wußte Orlando sicher, was die Stunde geschlagen hatte, als Greg ärgerlich rief: »Du verfluchter Hurensohn! Du hast dieses Unheil angerichtet, und jetzt, da hier alles in Flammen steht, willst du in die Stadt gebracht werden?!« Greg schrie so laut, daß er sogar den Lärm des lodernden Feuers übertönte. Er hob die Fäuste und drohte: »Verschwinde, bevor ich dich mit meinen bloßen Händen umbringe!«

Da er die Bezahlung für seine zweitägige Arbeit bereits bekommen hatte, machte sich Orlando aus dem Staub. Ich war von totaler Panik ergriffen. Schon fielen die ersten Funken auf die leicht brennbaren Palmdächer, und wenn eines davon Feuer fing, war die Schlacht vorüber. Ich hatte in Mexiko Palmhütten brennen sehen. Stand das Dach erst einmal in Flammen, verlor die Familie innerhalb von zehn Minuten ihr Heim mit allem, was dazu gehörte, einschließlich der darin schlafenden Kinder.

Ich gab bereits jegliche Hoffnung auf und begann Greg anzuschreien. Der war selbst ziemlich durcheinander, riß sich aber zusammen und versuchte, sich an seine Zeit als Sanitäter bei der Feuerwehr in Chicago zu erinnern.

Er drückte mir einen Rechen in die Hand und sagte, ich solle versuchen, eine Brandschneise zu schaffen, indem ich alles Brennbare zusammenharkte. Mir erschien das unsinnig, da die Flammen von Minute zu Minute näher rückten, tat aber, was er sagte. Greg warf in der Zwischenzeit die Pumpe an und versuchte, die Palmdächer mit unserem spärlichen Wasservorrat zu besprühen.

»Das Feuer ist bereits viel zu groß«, schrie ich. »Es schlägt über die Schneise hinweg.«

»Meinst du, ich habe in den zehn Jahren als Sanitäter nichts über die Bekämpfung von Feuer gelernt? Also mach, was ich dir sage, oder wir verlieren alles, was wir haben«, befahl er so nachdrücklich, daß ich seinen Instinkten wieder voll vertraute.

Während ich wie wild arbeitete, um möglichst viel brennbares Material zusammenzuraffen, begann ich intensiv zu beten, daß unser Heim verschont bleiben möge.

Wir kämpften neun schreckliche Stunden gegen das unberechenbare Feuer, ohne auch nur eine einzige Pause zu machen. Schlangen, die unter den feuchten und kühlen Holzstapeln versteckt gewesen waren, versuchten sich in Sicherheit zu bringen und krochen dabei oft nur wenige Zentimeter an unseren Füßen vorbei. Es gelang uns schließlich, die Hütten zu retten, aber der Rest der Farm bestand nur noch aus verbrannter Erde und schwelenden Baumstämmen.

Als die Sonne unterging, war der Himmel in herrliche rötliche und purpurne Farbtöne getaucht. Wir setzten uns an einen der verschont gebliebenen Hänge, reinigten uns gegenseitig die Gesichter, trockneten unsere Tränen und sagten uns, daß wir eigentlich dankbar sein müßten, mit dem Leben davongekommen zu sein.

Anschließend gingen wir hinüber zu den Flemings. Zwar war mit Worten kaum zu beschreiben, was wir an diesem Tag durchgemacht hatten, aber nachdem Lucy uns ein heißes Bad und ein Abendessen bereitet hatte, versuchten wir ihr nach einigen kräftigen Drinks doch einen Bericht von unseren Erlebnissen zu geben.

Nach dem Feuer war es zunächst nicht möglich, Don Elijio zu besuchen, so daß ich meine Aufenthalte in San Antonio auf unbestimmte Zeit verschob. Allerdings ließ ich ihm über seinen Enkel Angel mehrere Nachrichten zukommen.

Obwohl das Feuer unsere jahrelange Arbeit vernichtet hatte, gingen wir im Laufe der nächsten zwei Monate doch wieder dazu über, ein normales Leben zu führen, und ich spielte jetzt auch mit dem Gedanken, meine Besuche in San Antonio wiederaufzunehmen.

Schließlich watete ich an einem Freitagmorgen endlich wieder einmal durch den Fluß, der jetzt während der Trockenzeit nur sehr wenig Wasser führte und an seiner tiefsten Stelle gerade noch bis zur Hüfte reichte. Kurz darauf befand ich mich im Urwald, wo ich von glotzäugigen Eidechsen und herumstolzierenden Skorpionen begrüßt wurde. Der Dschungel kann sehr lebensfeindlich und gnadenlos sein, aber ich fühlte mich dennoch außerordentlich eng mit ihm verbunden. Sogar der feuchte Humusgeruch kam mir köstlich vor, als ich frisch und ausgeruht auf meinem üblichen Weg durch den unwegsamen Urwald ging.

Panti saß in der Dunkelheit seines steinernen Hauses; seine Schultern waren eingesunken, und sein Gesicht zeigte keinerlei Regung. Irgend etwas mußte passiert sein.

Ich räusperte mich und gab ihm einen Begrüßungskuß auf seine feuchte Stirn. Er schaute auf, und langsam begann er mich wiederzuerkennen. »Ah, *mamasita*«, sagte er. »Wo bist du so lange gewesen? Ich hab schon gedacht, du hättest mich vergessen.«

Ich erzählte ihm die ganze traurige Geschichte des Feuers auf unserer Farm und was für dumme *gringos* wir gewesen waren, als wir unser Leben in die Hände eines Fremden gelegt hatten. Er tröstete mich, daß man das Überleben im Dschungel erst durch verhängnisvolle Fehler lernen müsse, wenn man hier nicht aufgewachsen sei.

»Während der Trockenzeit darf man ein Feuer niemals am Morgen anzünden. Was für einen verlogenen Idioten habt ihr da bloß eingestellt«, fluchte er. »Ein Morgenfeuer wird vom Wind angefacht und breitet sich schnell aus. Man muß es etwa gegen vier Uhr nachmittags anzünden, so daß es noch für einige Stunden brennen kann, bevor die Feuchtigkeit der Nacht es auf natürliche Weise löscht.«

Danach blickte er wieder auf den Boden. Irgend etwas bedrückte ihn. Ich fragte nach La Cobanera und merkte sofort, daß ich die empfindliche Stelle getroffen hatte. »Sie hat mich ausgeraubt«, sagte er, ohne den Kopf zu heben. »Sie hat meine ganzen Ersparnisse gestohlen. Es ist gestern vor einem Monat passiert. Ach, Rosita, was für ein Narr ich doch war, dieser blöden Kuh zu trauen.«

Wie sich herausstellte, hatte Claudia schließlich zugestimmt, dauerhaft zu ihm zu ziehen. Sie war aber zunächst noch einmal nach Hause gegangen, um ihre Sachen zu packen. Wenn der Umzug vorbereitet war, wollte Panti ihr ein Taxi schicken.

Er wartete zwei Wochen, in denen er nachts wach lag und das neue Leben plante, das sie zusammen beginnen wollten. Er ging im Dorf herum und hielt nach einem kleinen Haus Ausschau, da er meinte, es sei besser, wenn sie nicht zu nahe bei seiner Familie und seinen Patienten leben würden. Er erzählte Angel, daß sie heiraten wollten, und dieser unterstützte die Entscheidung seines Großvaters.

Schließlich erschien La Cobanera, allerdings ohne ein Stück ihres Hausstandes. Dafür begleitete sie einer ihrer fünf Söhne, und sie bestand darauf, daß er bei ihr blieb.

»Ich habe schließlich zugestimmt, aber das war eine große Dummheit. Ich war so glücklich, sie zu sehen, und wir umarmten und küßten uns wie zwei Turteltäubchen«, sagte er, und seine Stimme hatte bei der Erinnerung einen fast glücklichen Klang.

»Am nächsten Tag wollte sie schon wieder fortgehen, da sie angeblich etwas Wichtiges vergessen hatte. ›Geh nicht fort!‹ bat ich sie. Aber sie muß sich heimlich ins Fäustchen gelacht haben, während mein Herz brach.«

Als Claudia bereits vier Tage ohne weitere Nachricht verschwunden war, ging Panti ins Schlafzimmer und bemerkte, daß das Schloß an der Truhe, in der er sein Geld und seine Wertsachen aufbewahrte, aufgebrochen war.

»Mein Herz begann wie wild zu schlagen, da ich sofort wußte, was passiert war. Ich öffnete die Truhe und stieß einen Schrei aus: ›Mein Geld ist fort!‹« Angel war herübergelaufen gekommen, und sie hatten gemeinsam in die leere Truhe gestarrt. Das ganze Geld und alles Gold und Silber waren gestohlen worden.

Zuerst dachte Panti, es sei irgendein Fremder gewesen, aber dann erzählte ihm sein Enkel, daß er Claudia und ihren Sohn in diesem Raum überrascht hatte, als Don Elijio im Urwald gewesen war, um Heilpflanzen zu sammeln. Zwar hatten sie sich ein wenig verdächtig benommen, aber Angel hatte dieser Tatsache keine Bedeutung zugemessen, da es sich schließlich um die zukünftige Frau seines Großvaters handelte. Claudia und ihr Sohn waren fast eine Stunde in dem heißen Zimmer geblieben und hatten dabei Tür und Fenster geschlossen gehalten.

Don Elijio und Angel gingen in Begleitung der Polizei zu Claudia, die sie spöttisch begrüßte und sagte: »Da bist du ja endlich. Ich dachte schon, du würdest überhaupt nicht mehr kommen, um mich zu besuchen, und nun erscheinst du sogar mit der Polizei!«

»Verräterin! Diebin!« hatte Panti gerufen. »Du hast keine Heimat, kein Vaterland und keine Ehre!«

Er erzählte mir, daß er später seinen Sastun befragt habe, ob Claudia die Diebin sei, und die Antwort sei »ja« gewesen.

Als die Polizei sie vernahm, stritt sie jedoch alles ab: »Diese vergammelte alte Truhe mit ihrem billigen Schloß. Jeder hätte sie mit einer Haarnadel öffnen können.«

»Seht ihr, sie gibt sogar zu, daß sie weiß, wie man die Truhe öffnen kann«, hatte Panti gesagt und darauf bestanden, daß man sie einsperrte.

Die Polizei brachte Claudia tatsächlich ins Gefängnis und hielt sie dort vier Tage lang fest. Da es keine handfesten Beweise gab, wurde allerdings keine Anklage erhoben.

»Mein Herz ist gebrochen und blutet immer noch, Rosita. Sie hätte genausogut ein Messer hineinstechen können«, sagte Panti und zitterte bei dem Gedanken an diesen Verrat.

»Eigentlich sollten wir Claudia bedauern, Don Elijio, denn sie wird einen hohen Preis für ihre Sünde bezahlen müssen«, sagte ich.

Er nickte, und seine Augen blickten so traurig, als sei das Schicksal der Frau die wahre Tragödie. »O ja, sie wird einen schmerzhaften, schrecklichen Tod erleiden. Wie jemand, der weit oben in den Bergen an einen Baum gebunden wird, um von den Vögeln gefressen zu werden, Stück für Stück, bis die Hände abfallen.«

Und als ob die Beschimpfungen seine Kräfte wiedererweckt hätten, sagte er trotzig: »Ich habe mir die ganze Sache durch den Kopf gehen lassen. In Wahrheit ist mir ja nichts geschehen. Schließlich lebe ich noch. Ich habe nur mein Geld verloren, und möglicherweise werde ich auch nie wieder so viel zurücklegen können, aber es wird noch genug zum Leben übrigbleiben.« Mit diesen Worten verschränkte er seine Arme vor der Brust. »Sie hat sich selbst sehr viel mehr Schaden zugefügt als mir. Gott wird sie dafür strafen. Ich lege die Bestrafung in seine Hände und befehle ihm ihr Schicksal an.«

Er bemühte sich nach Kräften, mit der Tragödie fertig zu werden, konnte aber nicht verheimlichen, daß er immer noch schrecklich wütend war. Er sei dumm und naiv gewesen wie ein Schuljunge und habe aus einem neunzig Jahre währenden Leben nichts gelernt. »Warum läßt sich ein Mann wie ich von dieser bösen Frau zum Narren halten?« fragte er, ohne eine Antwort zu erwarten.

»Sie sollten sich keine Vorwürfe machen, daß Sie geliebt haben. Claudia ist diejenige, die einen großen Fehler gemacht hat, nicht Sie«, versuchte ich ihn weiter zu trösten. »Wir sind naiv und vertrauensvoll, doch das macht uns zu guten Ärzten. Nur dadurch können wir uns in die Menschen hineinversetzen und ihre Probleme verstehen. Gott hat uns so geschaffen, *papá*, und in den meisten Fällen erweist sich das auch als gut.«

14

Nächtliche Sprechstunde

Es war an einem Abend im folgenden Oktober, als Don Elijio und ich auf den steinernen Treppenstufen seines Hauses saßen und die Sonne hinter den Apfelbäumen des Obstgartens untergehen sahen. Don Elijio reckte sich und sagte, es sei Zeit, schlafen zu gehen, denn es war ein langer und anstrengender Tag mit vielen Patienten gewesen. Er stand auf und begann wie gewöhnlich, alle Türen und Fenster zu schließen.

In diesem Moment kam eine lärmende Gruppe von Frauen und Kindern den Weg herauf, angeführt von Doña Juana, der Frau von Don Antonio Cuc, dem Freund Don Elijios. Sie gehörte zu den Frauen des Dorfes, die regelmäßig hereinschauten, um Panti mit den neuesten Gerüchten und Nachrichten zu versorgen.

Doña Juana war bereits über achtzig und hatte fünfzehn Kinder, mehr als achtzig Enkel und unzählige Urenkel. Da sie sich selbst recht gut mit Heilkräutern auskannte, behandelte sie ihre Familie normalerweise mit einfachen Hausrezepten, wobei sie Pflanzen aus ihrem Garten und von den Wegrändern benutzte. Wie viele der Maya-Frauen, die ihre Heilkräuterkenntnisse von ihren Müttern und Großmüttern übernommen hatten, suchte sie Don Elijios Hilfe nur dann, wenn eines der Familienmitglieder nicht auf ihre Behandlung ansprach.

Wir machten die Tür weit auf, um die große Gruppe hereinzulassen. Einen Geruch von Seife und Rauch verbreitend, strömten die Menschen fröhlich ins Haus und hatten gleich darauf den gesamten Raum mit Beschlag belegt.

Don Elijio setzte sich hinter den hölzernen Tisch, während Doña Juana auf dem Patientenstuhl Platz nahm. Um sie herum standen mehrere Frauen mit kleinen Kindern. Ein sehr junges Mädchen trug einen Säugling auf dem Arm; eine andere Frau war etwa im siebten Monat schwanger.

»Ich möchte, daß du dir zwei meiner Enkelinnen und ihre Kinder ansiehst«, bat Doña Juana.

Don Elijio schaute etwas verärgert drein. »Warum kommst du nicht tagsüber?« fragte er. »Für die Behandlung sind die Tage da, die Nächte brauche ich zum Schlafen. Mit meinen schwachen Augen sehe ich nachts noch schlechter als bei Helligkeit. Du hast Glück, daß Rosita gerade hier ist. Andernfalls hättet ihr morgen wiederkommen müssen«, schimpfte er, wobei seine Stimme allerdings keinen allzu ärgerlichen Klang annahm.

»Meine Enkelinnen leben zehn Kilometer von San Antonio entfernt und haben erst sehr spät eine Fahrgelegenheit bekommen. Morgen früh müssen sie bereits bei Sonnenaufgang wieder zurückreisen«, erklärte sie. »Außerdem mußten wir den Kindern erst noch etwas zu essen geben.«

Don Elijio und Doña Juana unterhielten sich eine Weile in der Maya-Sprache und wechselten dann wieder zum Spanischen. Während dieser Unterhaltung gähnten die anderen, streckten sich oder sprachen über das Wetter, den Mondzyklus, die Pflanzsaison und die Ananasernte dieses Jahres. Ganz offensichtlich verstanden die jungen Frauen die Sprache ihrer Vorfahren ebensowenig wie ich; möglicherweise konnten sie nicht einmal mehr Spanisch, denn sie unterhielten sich in der Kreolensprache.

»Eine meiner Töchter leidet an schrecklichen Kopfschmerzen«, begann Doña Juana und schob die schwangere Frau vor den Tisch. »Ich habe ihr verschiedene Tees gegeben, aber die haben bisher nicht viel geholfen. Ich hoffe, du hast etwas Stärkeres für sie!«

»Treten die Kopfschmerzen tagsüber oder nachts auf?« fragte Don Elijio.

»Sie kommen immer gegen zwei Uhr nachmittags, wenn die Hitze besonders groß ist«, sagte die Frau, deren Name Marina war. »Sie können dann Stunden andauern, manchmal sogar Tage.«

»Aha«, sagte er. »Nun, Tageskopfschmerzen verlangen eine andere Behandlung als nächtliche. Erstere müssen mit einem Gebet, mit kalten Kopfkompressen und Augenbädern behandelt werden. Bei nächtlichen Kopfschmerzen benutzt man heiße Bäder und ein anderes Gebet.«

»Siehst du«, sprach Doña Juana zu Marina. »Ich hab dir gesagt, er wird wissen, was zu tun ist.«

»Rosita«, sagte Don Elijio ohne das geringste Zögern. »Geh hinüber und bereite für Marina eine *Xiv*-Mischung zu.«

Ich benutzte meine Taschenlampe, um die *Xiv*-Blätter zu finden und einen Beutel davon abzufüllen. Das angenehme Aroma des Öls in den frischen Kräutern belebte mich. Manchmal wünschte ich, direkt neben den frisch gesammelten Pflanzen schlafen zu können.

»Hier ist die Medizin, *maestro*«, sagte ich, als ich in den Raum zurückkehrte und Don Elijio die Blätter aushändigte.

»Man muß eine Handvoll davon zehn Minuten lang kochen und dann abkühlen lassen. Anschließend setzt du dich auf einen Stuhl, beugst den Kopf nach vorn und wäschst dein Gesicht mit dem kalten *Xiv*-Wasser ab, wobei du darauf achten mußt, daß auch etwas in deine Augen kommt«, erklärte er und machte der Jungen Frau vor, was er meinte. »Danach bedeckst du deinen Kopf für den Rest des Tages mit einem dik-ken Handtuch, und das Ganze wiederholst du an drei aufeinanderfolgenden Tagen.«

Don Elijio griff nach dem rechten Arm der jungen Frau und fühlte den Puls, wobei er mir andeutete, ich solle das linke Handgelenk nehmen.

»Was meinst du?« fragte er und blickte mich durch-dringend an.

»Etwas langsam und ziemlich schwach«, meinte ich, »irgendwie flau.«

»Richtig«, stimmte er zu. »Das hast du gut erkannt. Der Blutdruck ist nicht in Ordnung. Wenn ich mit dem Gebet fertig bin, kannst du ihren Nacken und ihre Schultern massieren, wie du es bei mir häufig machst. Ich bin sicher, es wird auch ihr helfen.«

Nachdem er die neun Gebete beendet hatte, forder-te er die Frau auf, sich in einen Stuhl an der Tür zu setzen, und ich begann, ihren Nacken zu massieren, um die Muskulatur zu lockern.

Die Kinder schauten mir schweigend und mit gro-ßen Augen zu. Sie schienen sich meine Handgriffe genau einprägen zu wollen. Auf diese Art wird die traditionelle Heilkunst am Leben erhalten, dachte ich, wenn die Eltern ihren Nachkommen zeigen, wie man vom Medizinmann des Dorfes Hilfe bekommen kann.

Als Don Elijio mit Marinas Behandlung fertig war, schob Doña Juana ein kleines Mädchen in den Patientenstuhl.

»Dieses Kind hat immer Schnupfen«, sagte die Großmutter. »Ihr Vater wollte, daß sie Tabletten verschrieben bekommt, aber damit bin ich nicht einverstanden. Ich habe bisher noch nie erlebt, daß Pillen geholfen haben. Sie machen die Menschen nur müde und bringen sie durcheinander. Wir müssen zuerst die Medizin der Götter ausprobieren, habe ich meinen Kindern gesagt. Wenn das nicht hilft, können wir immer noch zum Arzt gehen.«

»Ja, meine Schwester, du hast recht«, bestätigte Don Elijio. »Manchmal kann die Urwaldmedizin Krankheiten heilen, bei denen die Ärzte machtlos sind.«

»Rosita, hole mir etwas *Contribo* für dieses Kind«, trug er mir auf. Marina schaute enttäuscht auf, als ich ihren Nacken losließ. Ganz augenscheinlich hatte sie die Massage genossen.

Erneut ging ich in die dunkle Hütte und suchte in den Dutzenden unmarkierter Säcke nach *Contribo*. Aufgrund ihres starken, fast unangenehmen Aromas fand ich die Pflanzen relativ schnell.

»Der *Contribo* muß einen ganzen Tag in einem Glasgefäß eingeweicht und dem Kind dann löffelweise verabreicht werden«, instruierte Don Elijio die Mutter des Kindes. »Gib ihr täglich sechs Eßlöffel. Danach wird der Schnupfen für einige Zeit noch schlimmer werden, aber das ist gut – es muß alles heraus, bevor die Heilung einsetzen kann. Hast du verstanden?«

»Ja, Großvater«, antwortete sie, wobei sie das Maya-Wort *nol* für Großvater benutzte, einen Begriff, der ähnlich wie *tatito* oder *viejito* Zuneigung ausdrükken soll.

Ich glaubte, daß die Familie uns nun verlassen würde, aber Doña Juana schob eine andere Frau zu Don Elijio hinüber.

»Diese Enkelin hat sehr große Probleme mit Fußpilz, der auf meine Behandlung nicht anspricht. Zeig es ihm!«

Josefina, die Mutter des neugeborenen Babys, zog gehorsam ihre Plastiksandalen aus und hob ihren Fuß, so daß man die Sohle sehen konnte.

Don Elijio und ich blickten uns ungläubig an. Der Hacken war mit tiefen Rissen übersät, von denen einige so breit waren wie ein Bleistift und über zwei Zentimeter tief. Das Fleisch war weiß, zerrissen und begann sich bereits abzulösen.

»Was hast du bisher benutzt?« fragte Panti Doña Juana.

»Ich habe ihre Füße in einem sehr heißen Aufguß aus *Tres Puntas* gebadet«, ließ sie ihn wissen. »Es ist schon besser als vorher – wenn man sich das überhaupt vorstellen kann –, aber es heilt nicht. Was hätte ich benutzen sollen?«

»*Tres Puntas* ist gut, aber du hättest nach dem Fußbad noch eine Pudermischung aus *Tres Puntas* und Nesselblatt auf die Wunden streuen müssen. Diese beiden Pflanzen sind zusammen sehr wirksam. Kennst du das Nesselblatt?«

»Nein, *hermanito*, kleiner Bruder, ich glaube nicht«, antwortete sie.

»Es ist ein recht kleines Kraut, höchstens dreißig Zentimeter hoch, mit runden Blättern und einer flauschigen Blüte, die aussieht wie ein Schwanz«, erklärte er ihr.

Sie schüttelte den Kopf: »Nein, das habe ich bisher noch nie gesehen.«

»Das macht nichts. Du kannst morgen mit mir und Rosita zur alten Holzfällerstraße gehen. Dort werden wir es dir zeigen.«

Anschließend gab er Doña Juana genaue Anweisungen für die Behandlung ihrer Enkelin: Sie sollte gleiche Anteile von Blättern beider Pflanzen nehmen, über dem Herd rösten, bis sie sehr trocken waren, und sie dann durch ein Sieb geben, damit ein sehr feiner Puder entstand. Anschließend mußte der befallene Fuß mit Rizinusöl eingerieben und der Puder auf die befallenen Stellen gestreut werden, wobei sie eine Feder benutzen sollte, damit es auch tief in die Spalten gelangte. Während der Nacht sollte die Patientin einen Strumpf tragen, der am nächsten Morgen in einem heißen Aufguß ausgewaschen und dann während des ganzen Tages anbehalten werden mußte.

»Das wird mit Sicherheit helfen«, versicherte er glaubhaft.

Die Frauen nickten respektvoll.

»Ist das nun alles?« fragte Panti, während er sich streckte und zu seiner Hängematte hinüberschaute.

»Nun, wenn du erlaubst, würde ich dich noch bitten, dieses Mädchen zu untersuchen. Sie leidet unter Verdauungsstörungen und Blähungen.«

Ich folgte Don Elijio in den Behandlungsraum und

hielt die Laterne, während er sich über das Mädchen beugte und Druck auf ihren Bauch ausübte. Das war die klassische Massage bei *ciro*, und obwohl der Teenager vor Schmerz aufschrie, setzte Panti seine Behandlung fort.

Seine Finger drangen tief in das weiche Fleisch in der Nähe des Bauchnabels, bevor er seine Hände im Uhrzeigersinn drehte und dazu ein Gebet sprach.

»Du hast einen trockenen *ciro*, mein Kind«, sagte er, während er sie auf den Bauch drehte und dann ihren Rücken und ihre Beine mit schnellen knetenden Handgriffen massierte.

»Rosita, stelle bitte eine Mischung aus Mannsliane, *Contribo* und *Guaco* her. Das wird schrecklich schmekken, mein Kind, aber es wird dir helfen.«

Als ich wiederkam, griff er in den Beutel und nahm die Menge heraus, die sie in drei Tassen Wasser aufkochen und vor den Mahlzeiten trinken sollte.

»Außerdem darfst du keine kalten Getränke zu dir nehmen, kein säurehaltiges Essen, kein Rindfleisch und kein Chili«, instruierte er sie. »Du solltest dir meine Worte zu Herzen nehmen, denn andernfalls wirst du dich noch sehr viel schlechter fühlen als bisher.«

»War das alles?« fragte er Doña Juana erneut. »Kann ein alter Mann nun endlich ins Bett gehen?«

»Noch eine letzte Frage«, sagte sie. »Dieser kleine Junge ist fünf Jahre alt, und es wird Zeit, daß er in die Schule kommt, aber er will nicht. Wenn seine Mutter ihn morgens weckt, sagt er, er könne nicht aufstehen, weil er so müde sei. Er ist sogar zu schwach zum Spielen. Das ist doch nicht normal. Ich habe ihn in den letzten Monaten auf Würmer hin behandelt, aber er ist immer noch nicht so lebendig und fröhlich wie die anderen Kinder.«

Don Elijio lächelte und fühlte den Puls des Kindes, während ich die andere Hand ergriff.

»Schwach, fadenförmig und zu schnell«, sagte mein Lehrer. »Merke dir die Symptome gut, denn sie kommen häufig vor.«

Don Elijio hob das T-Shirt des Jungen hoch und drückte mit Daumen und Zeigefinger auf den Bauch des Kindes. Dann zog er ein Augenlid des Jungen herunter und fragte mich: »Ist der Augapfel rot, rosa, gelb oder weiß?«

»Er ist ungefärbt und an den Rändern gelb«, berichtete ich ihm.

»Genau wie ich es mir gedacht habe. Das Kind leidet an Blutarmut und hat außerdem einen Bandwurm, vermutlich einen recht großen.«

»Uh, oh«, kommentierte seine Mutter. »Roberto nimmt einfach keine Medizin. Er schreit und wehrt sich und spuckt sie sogar aus, wenn ich nicht aufpasse. Ich fürchte, er wird nichts schlucken, was bitter oder streng schmeckt, *nol*.«

»Mach dir darüber keine Sorgen, ich weiß, was in einem solchen Fall zu tun ist«, sagte der alte Mann. »Du mußt die Wurzeln, die ich dir gebe, etwa einen halben Tag in Zuckerwasser kochen, bis das Gebräu so dick ist wie Sirup. Gib ihm sechsmal täglich einen Löffel davon und laß ihn am dritten Tag fasten; am vierten Tag muß er eine starke Dosis Rizinusöl nehmen. Dann wirst du sehen, *mamasita*, ist dein Sohn bald wieder gesund, das verspreche ich dir. Hab Vertrauen, Gott hilft uns, wenn wir ihn nur darum bitten.«

Die Kinder wurden langsam unruhig und lärmten herum. Als sich alle erhoben, um aufzubrechen, hielt Josefina inne und fragte schüchtern: »Bitte, *tatito*, ich habe noch eine letzte Frage. Wie es scheint, habe ich nicht genug Milch, um mein Baby sattzukriegen.«

»Du kennst doch den Weihnachtsstern«, wandte er sich an Doña Juana. »Wächst er nicht in der Nähe eures Hauses?«

»Ja, ja, den kenne ich ganz genau, da meine Großmutter mir immer erzählt hat, ich solle ihn auf keinen Fall verwenden, da er giftig ist.«

»Das ist wahr, sehr wahr. Sie muß eine kluge Frau gewesen sein«, stimmte Don Elijio zu. »Es war klug von dir, ihren Rat zu beherzigen, aber in diesem Fall ist es etwas anderes. Ich möchte, daß du neun kleine Pflanzen pflückst und daraus eine Kette machst, die Josefina ständig tragen muß. Neun Tage lang mußt du jeden Morgen eine neue Kette herstellen. Zusätzlich kannst du einen Teil der Kräuter in einem Topf aufkochen und ihre Brüste vor jedem Füttern mit dem warmen Wasser abwaschen. Bevor das Baby zu trinken beginnt, muß sie aber noch gut abgetrocknet werden, und dann, ha, wird sie reichlich Milch haben.«

Doña Juana schaute zu Josefina hinüber, die gerade dabei war, das Kind zu stillen, und sagte: »Der alte Mann hat sehr entzündete und schwache Augen. Ich glaube, ein wenig Muttermilch würde ihm guttun. Bist du bereit, ihm welche zu geben, Kind?«

Josefina kicherte und bewegte sich unruhig hin und her, bevor sie sich errötend abwandte. »*Sí*«, flüsterte sie schließlich.

Kurz darauf entbrannte eine heftige Diskussion

darüber, wie man die Milch wohl am besten in Pantis Augen bringen sollte.

Da bin ich wirklich gespannt, dachte ich.

Schließlich einigten sie sich, daß Don Elijio auf seinem Stuhl sitzen blieb, während Josefina hinter ihn trat und etwas Milch in seine Augen tropfen ließ. Meine Aufgabe war es, dafür zu sorgen, daß die Augen offenblieben, damit die Milchtropfen auch ihr Ziel fanden.

Unter großem Gekicher folgte Don Elijio schließlich Doña Juanas Anordnungen. Es war erstaunlich, wie schnell und leicht sie die Rollen tauschten, wobei sie einander mit der eigenen Erfahrung halfen. Mit fünfzehn Kindern und achtzig Enkeln wußte Doña Juana vermutlich alles über die Segnungen der Muttermilch.

Panti saß in dem schwach erleuchteten Steinhaus erwartungsvoll auf seinem kleinen Hocker. Doña Juana hielt die Lampe hoch, während Josefina sich direkt hinter Don Elijio stellte. Sie war rot geworden und kicherte. Er sagte etwas in der Maya-Sprache, woraufhin die Frauen laut zu lachen begannen, und gleich darauf floß ein Strom Muttermilch in sein aufgerissenes Auge. Er blinzelte, kicherte und blinzelte erneut. Die Kinder kreischten vor Vergnügen.

»Noch mehr«, befahl Doña Juana, und Josefina gehorchte. »Hmmmm, es ist sehr warm und angenehm«, kommentierte der Patient.

Die Milch floß über Don Elijios Gesicht, als er sich mit einem verschmitzten Lächeln zu mir umsah und ich ihm die Tropfen von seinen Wangen wischte.

Schließlich verließen uns die Besucher unter zahlreichen Dankesbezeugungen. Jede Frau bezahlte ihm, soviel sie konnte, und wünschte, daß Gott ihm ein langes Leben schenken möge. Don Elijio hatte keine bestimmten Gebührensätze für seine Behandlungen, aber die meisten Patienten bezahlten zwischen fünf und fünfzig Dollar. Von mittellosen Kranken erhielt er oft nichts als ein einfaches »Danke«, das nach Pantis Worten wertvoller war als alles Geld, da es mit Gottes Segen verbunden war.

Doña Juana und ich verabredeten uns für den nächsten Morgen bei Sonnenaufgang, um nach dem Nesselblatt zu suchen.

Als Panti und ich später in unseren Hängematten lagen und den Tag noch einmal diskutierten, riet er mir, das Nesselblatt nicht abzupflücken, bevor die Sonne aufgegangen war und die Tautropfen auf den Blättern getrocknet hatte.

»Die Heilkräfte der Pflanze bleiben so lange in den Wurzeln, bis die Sonne sie in die Stiele und Blätter lockt«, erklärte er.

»Dann ist es also sinnvoll, vor Sonnenaufgang nur Wurzeln zu sammeln«, überlegte ich.

»Ja, Mädchen, genau deshalb gehen wir morgens so früh und graben Wurzeln aus, während wir die *Xiv*-Blätter erst auf unserem Rückweg mitnehmen, wenn die Sonne bereits hoch am Himmel steht und der Tau getrocknet ist. Es gibt für alles eine logische Erklärung. All diese Dinge befinden sich in meinem Kopf. Ich bin niemals zur Schule gegangen und kann nicht einmal meinen Namen schreiben, dennoch ist mein Kopf voller Wissen.«

15

Männliche und weibliche Medizin

Eines Tages besuchte eine Maya-Frau namens Berta aus dem Norden Don Elijios Klinik, um endlich ihre endlosen Schwangerschaften zu unterbinden. Sie war achtunddreißig, hatte vierzehn Kinder und bereits sechs Enkelkinder. »Das sind mehr als genug«, sagte sie lächelnd und ließ dabei ihre Goldzähne sehen. Trotz der Strapazen, die sie hinter sich hatte, strahlte ihre dunkle Haut Gesundheit aus, und die ebenholzfarbenen Augen funkelten wie die eines jungen Mädchens.

Don Elijio zeigte sein vergnügtes zahnloses Lächeln. »Ich helfe denen, die Kinder wollen, und denen, die keine wollen«, antwortete er mit einem seiner Lieblingssprüche. Über Geburtenkontrolle zu sprechen gehörte für ihn zum Alltag. Ein Großteil seiner Patienten waren Frauen, die aus ganz Mittelamerika anreisten, um ihn nach Rat zu fragen.

»Nun, *mamasita*, ich weiß, was du benötigst«, sagte Don Elijio. »Die *Ki Bix* oder Bauhinie.« Er drehte sich zu mir um und sagte: »Diese Pflanze mußt du dir unbedingt merken, Rosita. Ich benutze sie zur Geburtenkontrolle und bei Ruhr. Sie wirkt sehr gut und ist sicher.«

Ich hatte mich schon lange gefragt, welche Pflanzen

Don Elijio für die Empfängnisverhütung verwendete. Die Entwicklung der Antibabypille in den fünfziger Jahren war einer mexikanischen Nahua-Indianerin zu verdanken. Sie benutzte Yamswurzeln zur Geburtenkontrolle und verriet ihr Geheimnis dem Biochemiker Russell Marker, der es an andere Wissenschaftler weitergab. Yamswurzeln enthalten Diosgenin, ein Steroid, das Hormone nachahmt und dem Körper so vorgaukelt, er sei schon schwanger.

Natürlich war ich neugierig darauf, die *Ki Bix* kennenzulernen. Damit sie wirke, müsse sie frisch von der Ernte kommen, sagte Don Elijio. Inzwischen war es jedoch bereits später Nachmittag – zu spät, um noch in die »Urwaldapotheke« zu gehen. Berta mußte über Nacht in San Antonio bleiben, und Panti war ganz offensichtlich erfreut, ihre angenehme Gegenwart auch noch für den Rest des Tages zu genießen.

Der silberne Nebel hing noch über dem Dorf, als Don Elijio und ich am nächsten Tag vor Sonnenaufgang aufbrachen. Da die *Ki Bix* ganz oben auf der Liste der Pflanzen stand, die wir heute sammeln wollten, schlugen wir den Weg zu einem Hügel ein, auf dem Panti die verholzte Liane noch vor kurzem gesehen hatte.

Wir brauchten eineinhalb Stunden, bis wir den Fuß des Hügels erreichten. Es handelte sich um eine Gegend, in der ich bisher noch nie gewesen war. Nachdem wir uns eine Weile den Pfad hinaufgequält hatten, wichen die anmutigen Palmen, durch die wir bisher gekommen waren, stattlichen Kiefern. Es war noch recht kühl, und wir unterhielten uns nur wenig, als sollte die morgendliche Ruhe nicht gestört werden. Kurz darauf murmelte Don Elijio ein Gebet.

»Ah, da bist du ja«, rief er plötzlich aus, als würde er einen alten Freund begrüßen. Wie so oft war ich vom Gedächtnis des alten Mannes beeindruckt. Sein Gehirn schien einem Buch mit botanischen Schätzen zu gleichen. Wie er zu sagen pflegte, befand sich all dieses Wissen in seinem Kopf – wenngleich ich es eher in seinem Herzen vermutete.

Er zeigte mir, daß die weibliche *Ix Ki Bix*-Pflanze (*Ix* ist der Begriff der Maya für »weiblich«) direkt neben der männlichen wuchs. Zur Geburtenkontrolle benutzte er aber ausschließlich die weibliche Pflanze. Die männlichen Lianen verwendete er gegen die Ruhr und um Blutungen zu stillen.

Bei der männlichen Pflanze handelte es sich um eine riesige, aber spindeldürre Liane mit rauher Rinde, die sich bis zu einer Länge von mehr als fünfunddreißig Metern in die Baumwipfel schlängelte, um ans Licht zu gelangen. Etwa einen Meter daneben stand die weibliche Pflanze, die sich scheinbar absichtlich um die gleichen Äste wand wie die männliche Liane. Hoch über uns in den Wipfeln schienen sich beide schließlich innig zu umarmen.

»Amantes de la eternidad«, scherzte Don Elijio. Die sich ewig Liebenden.

Don Elijio schabte ein Stück Rinde der männlichen Pflanze ab und zeigte mir die weiße innere Schicht. Dann forderte er mich auf, die äußere Rinde der weiblichen Pflanze zu entfernen. Dabei kam eine mahagonifarbene innere Rinde zum Vorschein. Die Liane war rot und bestand aus mehreren Schichten – erinnerte also an den Bau des weiblichen Uterus.

Viele Heilpflanzen der Maya für Frauenkrankheiten waren rötlich, und oft waren die Blätter der weiblichen Pflanzen breiter als die der Männchen, was auch für die *Ki Bix* galt.

»Schau dir die gespaltenen Blätter an«, sagte Don Elijio. »Sie sehen fast aus wie eine Hose.«

Ich konnte mir einen Scherz nicht verkneifen: »Ein eindeutiges Zeichen: Behalt die Hose an!«

Wir lachten, bis uns die Augen tränten, und gingen wieder an die Arbeit. Wir zerhackten die weibliche Liane in etwa dreißig Zentimeter lange Stücke und stopften sie in einen Sack. Dann nahmen wir noch etwas von der männlichen Liane mit und begannen, die Blätter der *Ki Bix* als erstes der neun *Xiv* dieses Tages abzupflücken.

Viele Stunden später kamen wir, wie üblich vollgeladen mit pflanzlicher Fracht, zur Praxis zurück. Gleich nach dem Mittagessen wies mich Don Elijio an, zehn der *Ki Bix*-Stücke für Berta zu zerkleinern.

Ihr sagte er, sie solle eine Handvoll davon mit drei Tassen Wasser zehn Minuten lang aufkochen und neun Monate lang während der Menstruation dreimal täglich eine Tasse davon trinken. Danach würde sie bis ans Ende ihres Lebens nicht wieder schwanger werden.

»Du kannst mit deinem Mann sechsmal am Tag schlafen, im Bett, im Bad, im Auto oder wo immer du willst. Es wird keine Folgen haben, sieht man einmal davon ab, daß du vom vielen Stöhnen vielleicht heiser wirst. Aber sonst passiert nichts. Mach dir keine Sorgen. Ich kenne mich mit diesen Dingen aus. Es ist alles hier in meinem Kopf. Genau hier.«

Berta lachte herzlich, gab Don Elijio fünf Dollar, hängte sich den Beutel mit *Ki Bix* um den Hals und suchte dann nach einer Mitfahrgelegenheit in die

Stadt, die sie in einem überladenen Laster mit Magahonistämmen auch bald fand.

Als an diesem Abend alle Patienten gegangen waren, fragte ich ihn, wie die *Ki Bix*-Pflanze wirkte. »Die Uterusschleimhaut trocknet aus«, erklärte er. Dadurch werde es für ein befruchtetes Ei unmöglich, sich einzunisten. Nach seinen Angaben wirkt eine einmonatige Behandlung etwa fünf, eine zweimonatige zehn Monate, und wenn eine Frau die Behandlung auf neun Monate ausdehnt, wird sie für immer steril.

»Bisher ist noch keine Frau wiedergekommen und hat gesagt, sie sei schwanger«, versicherte mir Don Elijio.

Ich fragte ihn, ob er da ganz sicher sei, und er beantwortete die Frage mit dem ihm eigenen Humor: »Rosita, bisher sind noch keine Babys nach mir benannt worden!«

Im Laufe der Jahre habe ich allerdings feststellen müssen, daß die *Ki Bix* keinen hundertprozentigen Schutz bietet. So wurde beispielsweise eine Frau, die etwa zwei Meilen flußabwärts von unserer Farm lebte, im dritten Monat der fünfmonatigen Schutzzeit schwanger. Eine Amerikanerin, die von Don Elijio gehört hatte und von seiner natürlichen Form der Geburtenkontrolle begeistert war, schrieb mir aus den USA, sie sei ebenfalls im dritten Monat schwanger geworden. Es gibt aber auch viele Frauen, die nicht schwanger wurden und weiterhin auf diese Liane schwören.

Als ich die genannten Fälle Don Elijio gegenüber erwähnte, sagte er: »Oft nehmen sie das Mittel nicht so ein, wie ich es ihnen sage. Und manchmal wollen sie trotz gegenteiliger Beteuerungen in Wirklichkeit doch schwanger werden.«

Während Don Elijio Menstruationsbeschwerden und hormonale Störungen hauptsächlich mit Pflanzen behandelte, beschäftigte sich ein anderer Teil seiner Therapie mit der richtigen Position der Gebärmutter, denn Don Elijio glaubte, daß viele Frauenkrankheiten durch eine falsche Lage des Uterus verursacht würden. Bei neunzig Prozent der Frauen befinde sich die Gebärmutter nicht an der richtigen Stelle, sagte er, sondern sei seitlich beziehungsweise nach vorn oder nach hinten verschoben oder liege zu nahe am Beckenboden.

»Die Gebärmutter ist das Zentrum der Frau«, sagte er. »Ihr ganzes Sein und Wesen ist mit diesem Organ verbunden. Wenn der Uterus nicht dort sitzt, wo er hingehört, geht alles schief; die Perioden kommen zu spät oder zu früh, das Blut ist geronnen oder dunkel; die Frau hat Schmerzen, kann keine Kinder bekommen, fühlt sich schwach, leidet unter Kopf- oder Rückenschmerzen, ist nervös oder hat andere Beschwerden.«

Er versuchte, den falschen Sitz der Gebärmutter mit einer kräftigen Massage zu korrigieren, bei der die Frauen manchmal vor Schmerzen aufschrien. Danach erfolgte eine Behandlung mit einer Pflanzenmischung – als Tee gebraut, dreimal täglich zehn Tage vor der Menstruation – verbunden mit Unterleibsdampfbädern aus *Xiv*-Blättern.

Eines Tages konnte ich ihn bei einer solchen Massage beobachten. Lola, eine Mutter von drei kleinen Kindern, klagte über extrem schmerzhafte Perioden, die so schlimm waren, daß sie sich jedesmal drei Tage lang ins Bett legen mußte. Sie hatte innerhalb von vier Jahren drei Kinder im Krankenhaus zur Welt gebracht, und von Mal zu Mal war die Geburt schwieriger gewesen.

»Für mich ist es sehr schwer, ein Baby zur Welt zu bringen, *tatito*«, weinte Lola, »und es dauert hinterher sehr lange, bis ich mich wieder erholt habe. Was ist bloß mit mir los? Die Ärzte sagen, es sei alles in Ordnung. Aber ich weiß, daß irgend etwas nicht stimmt. Ich wende mich daher vertrauensvoll an Sie.«

»Komm mit, ich muß dich zunächst untersuchen«, antwortete Don Elijio und deutete an, sie solle ihm ins Behandlungszimmer folgen.

Lola legte sich auf die Matratze und schob ihr Kleid nach oben, wobei ein brauner, mit zahlreichen Schwangerschaftsstreifen übersäter Bauch zum Vorschein kam.

Er untersuchte ihren Unterleib direkt oberhalb des Schamhaars. Nach etwa einer Minute erklärte er zuversichtlich: »Aha! Hier haben wir deine Krankheit. Die Gebärmutter befindet sich nicht an der richtigen Stelle. Sie sitzt zu tief und ist nach rechts geneigt. Du hast vermutlich Kopfschmerzen, Gefühllosigkeit im rechten Fuß, fühlst dich schwach auf den Beinen und leidest an Verstopfung. Deine Periode kommt manchmal zu früh und dann wieder zu spät. Das Blut ist teilweise geronnen und dunkel. Außerdem bist du häufig abgespannt. Trifft das zu?«

»Ja, *tatito*, es ist genau, wie Sie sagen!« Lola warf mir einen erstaunten Blick zu. »Was kann ich tun?«

»Ich werde etwas tun, nicht du«, antwortete Don Elijio und machte sich an die Arbeit.

Er drückte seine knorrigen, erfahrenen Hände tief

in ihr Fleisch. Lola stöhnte und krümmte sich vor Schmerzen.

»Komm, Rosita, und schau dir an, wie ich es mache«, sagte er.

Ich folgte der Bewegung seiner Hände und konnte den Uterus fühlen. Erst jetzt verstand ich, was er mit seiner Aussage, die Gebärmutter sitze zu tief und zu weit rechts, meinte.

»Nun paß auf«, fuhr Don Elijio lächelnd fort. Er lehnte sich über Lola, schob ihre Bauchhaut mit den Händen zur Mitte und knetete ihr Fleisch dann kräftig durch. Diesen Schritt wiederholte er wieder und wieder, bevor er sie von der rechten Seite ihres Unterleibs zur Mitte und von der Höhlung oberhalb ihres Hüftknochens aufwärts massierte. Während der ganzen Zeit betete er.

Ich konnte sehen, wie der Uterus auf die Behandlung reagierte und sich bewegte. »Kannst du es fühlen?« fragte er. Ich legte meine Hand auf den Bauch der Frau. Dort wo ich den Uterus noch eine Minute zuvor gespürt hatte, war nun kein Widerstand mehr vorhanden. Das Organ war unter seiner geschickten Behandlung an die richtige Stelle gewandert.

Er zeigte Lola, wie man ein *faja* benutzt, ein Band, das um die Hüfte geschlungen wird, um den Uterus an der vorgesehenen Stelle zu halten, bis die Sehnen sich erholt haben. Als sie aufstand und ihre Kleidung in Ordnung brachte, warnte er sie eindringlich davor, barfuß auf kalten Fußböden umherzulaufen. Außerdem sollte sie keine kalten Getränke zu sich nehmen und während der Periode keine Intimbeziehungen zu ihrem Mann unterhalten. Letzteres, sagte er, sei so ziemlich das Schlimmste, was sich eine Frau antun könne.

Er forderte uns auf, ihm in einen anderen Raum zu folgen, wo er eine *Sacca Todo*-Mixtur herstellte. »Diese Medizin mußt du während der nächsten drei Monate zehn Tage vor der Menstruation einnehmen. Komm wieder, wenn die Medizin verbraucht ist.« Dann sagte er ihr noch, sie müsse mit einem flüssigen dunklen Ausfluß rechnen. »Mach dir darüber keine Sorgen. Das ist nur deine Krankheit, die da herauskommt.«

Nachdem die Patientin gegangen war, fragte ich ihn, warum so viele Frauen einen falsch sitzenden Uterus hätten.

»Das sind die heutigen Lebensumstände«, antwortete er lakonisch. »Sie tragen zu bald nach der Geburt wieder schwere Lasten. Außerdem gibt es zu viele Hebammen, Ärzte und Krankenschwestern, die den Frauen nach der Entbindung kein Hüftband anlegen, das sicherstellt, daß die Gebärmutter sich wieder an ihren richtigen Platz bewegt. Eine schlechte Fürsorge ist das. Dazu kommen diese schrecklichen Schuhe mit den hohen Absätzen«, schimpfte er. »Auch das Barfußgehen auf kalten Fußböden und im nassen Gras, speziell am frühen Morgen, ist nicht gut.«

Nachteilig wirke sich auch die zunehmende Nervosität durch die erschwerten Lebensumstände heutiger Frauen aus. Wenn die Gebärmuttermuskulatur verkrampft sei, verringere sich die Blutzufuhr des Uterus und verursache dadurch neue Probleme.

Don Elijio war berühmt dafür, eine falsch liegende Gebärmutter wieder in ihre ursprüngliche Position bringen zu können. Einmal kam sogar ein ganzes Taxi mit Frauen aus San Ignacio, die eine solche Behandlung von ihm wollten. Sie alle berichteten von den bekannten Symptomen, und eine nach der anderen wurde in den Untersuchungsraum geführt.

Der Uterus einer dieser Frauen, die das sechzigste Lebensjahr vermutlich schon überschritten hatte, war sehr weit verschoben. Er lag fast unter dem Leistenband, also direkt über dem Oberschenkel. Sie solle sich auf den Bauch legen, sagte Don Elijio, bevor er eine ausgeklügelte, an die Chiropraktik erinnernde Technik anwendete.

Er drückte mit einer Hand auf das Kreuzbein der Frau und zog gleichzeitig mit der anderen ihre Füße gegen ihr Gesäß. Damit stärkte er die Bänder, mit denen der Uterus am Kreuzbein fixiert ist.

Danach kam die Tochter dieser Frau, eine etwa vierzigjährige Großmutter, an die Reihe. Sie klagte über eine schwere Pilzinfektion, die auf herkömmliche Medikamente nicht ansprach. »Man verschreibt mir Medizin, ich nehme sie, und das Jucken und Brennen hört für eine Weile auf, aber dann geht es wieder los«, beschwerte sie sich.

Dieses Mal setzte er sich auf seinen Schemel und sagte: »Du bist an der Reihe, Rosita. Erzähl mir genau, wo der Uterus liegt.«

Ohne große Zuversicht begann ich die Frau zu untersuchen. Ich war überrascht, wie leicht es mir fiel, die genaue Position zu bestimmen. »Ich glaube, er liegt zu tief, aber in der Mitte«, berichtete ich.

Don Elijio stand auf und betastete den Bauch. Er nickte und lachte. »Das ist kein Problem für sie«, erzählte er der Patientin stolz. »Sie kennt den menschlichen Körper sehr gut, denn sie ist bereits Ärztin. Außerdem kommt es ihr natürlich zugute, daß sie eine Frau ist.«

»Wenn wir deine Gebärmutter an die richtige Stelle gebracht haben, wird das Jucken aufhören«, versicherte er der Frau. Der Druck der Gebärmutter auf das Vaginagewebe verhinderte nach seinen Worten den reibungslosen Fluß des Blutes, der Lymphflüssigkeit und der Nervenströme, so daß die Hefe sich dort ansiedeln konnte. Wenn der Uterus wieder in seiner ursprünglichen Lage war, würde das Blut den pH-Wert der Vagina so einstellen, daß ein schlechteres Milieu für die Hefe entstand.

Don Elijio begann mit seiner Massage. »Schau her«, sagte er und deutete auf den Hüftknochen der Patientin. »Etwa zwei Fingerbreit oberhalb dieses Knochens sollte der Uterus einer Frau liegen. Nicht höher und nicht tiefer. Und achte darauf, daß er sich in der Mitte befindet.«

Wegen seines großen Wissens galt Don Elijio bei den Hebammen bereits als lebende Legende. In Belize sind viele schwangere Frauen immer noch auf die Hilfe von Laien-Geburtshelferinnen angewiesen, denn in den abgelegenen Ortschaften auf dem Lande gibt es nur selten ein Krankenhaus. Daher hat sich im Laufe der Zeit ein ausgezeichnetes System entwickelt, bei dem Mädchen, die Hebammen werden wollen, in den Dörfern von Frauen mit den entsprechenden Kenntnissen ausgebildet werden.

Wie viele andere Ortschaften hatte San Antonio zwei oder drei Hebammen, die sich um die große Mehrzahl der Hausgeburten kümmerten. Don Elijio wurde nur dann gerufen, wenn sich eine Patientin in ernsthaften Schwierigkeiten befand. Panti war noch nie eine werdende Mutter unter den Händen weggestorben. Er war ein Experte, wenn es darum ging, falsch liegende Babys herauszuholen oder dafür zu sorgen, daß sie sich drehten. Embryos in Steißlage behandelte er mit speziellen Handgriffen und Gebeten.

»Ich habe noch niemals eine Frau ins Krankenhaus geschickt«, sagte er. »Meine Gebete und meine Massagen haben bisher noch immer geholfen. Die Ärzte können dagegen mit dem Operieren kaum warten; schon zwölf Stunden nachdem die Wehen eingesetzt haben, beginnen sie die Messer zu wetzen.«

Er erzählte mir, wie in einer kalten, regnerischen Januarnacht eine Hebamme gekommen war und ihn aus dem Schlaf gerissen hatte. »Steh auf, alter Mann, ich brauche dich«, hatte sie gerufen und laut an seine Tür geklopft. Don Elijio hatte nach seiner Plastiktüte gegriffen, die er als Instrumententasche benutzte, und war ihr zum Haus der Patientin gefolgt. »Das Baby – ein Mädchen – war bereits geboren und gewickelt und wurde von einem verängstigten zehnjährigen Jungen gehalten. Die Mutter lag bäuchlings auf einer alten Matratze, und ihre Gebärmutter schaute aus dem Geburtskanal heraus. Sie lag dort wie ein rosafarbener Ballon zwischen ihren Beinen«, erinnerte er sich.

»Ich machte der Hebamme Vorwürfe, daß sie die Frau zu lange und zu stark hatte pressen lassen«, sagte er. »Dann ließ ich ein Feuer anmachen, nahm eine Flasche Olivenöl, erwärmte die Flüssigkeit über dem Feuer und rieb damit den Uterus ein.«

Unter leisen Gebeten zu Ix Chel, die auch die Göttin der Geburt ist, hatte er den Uterus dann vorsichtig in den Körper zurückgeschoben. »Ich hörte ein regelrechtes ›Popp‹, als er in seine ursprüngliche Lage zurückschnellte«, berichtete er.

»Danach schob ich sterile Tücher in die Vagina, um

den Uterus an seinem Platz zu halten, legte ihr ein *faja* um die Hüften, damit die zu stark gedehnten Sehnen gestützt wurden, und gab ihr das Baby zum Stillen, da die Stimulation der Brustwarzen zu Kontraktionen des Uterus führt. Eine Stunde später nahm ich dann die Tücher heraus, damit die Nachgeburt herausfließen konnte.«

Die Frau war wieder völlig gesund geworden. »Das war mein siebenundzwanzigstes Patenkind«, sagte er stolz. »Ihr Name ist Gomercinda, aber sie nennen sie Chinda.«

16

Sastun – Stein der Götter

Der Film *Mosquito Coast* wurde größtenteils in Belize gedreht. Es ist die Geschichte eines besessenen Mannes, der mit seiner Familie nach Mittelamerika gekommen war, um im Dschungel zu leben. Das entbehrungsreiche Leben führte einmal bald zur Entfremdung der Familienmitglieder untereinander und ließ vor allen Dingen auch die Gefühlskälte und den Egoismus des Vaters deutlich werden.

Einer der beliebtesten Aufenthaltsorte des Filmteams während der Drehpausen war Chaa Creek, heute wohl das bekannteste Dschungelferiendorf in Belize. Es wurde inmitten der tropischen Vegetation errichtet und besteht hauptsächlich aus palmgedeckten Bungalows sowie einer atemberaubenden Freiluftbar oberhalb des Flusses.

Lucy und Mick stellten Greg und mich Thomm Noble vor, der für den Filmschnitt von *Mosquito Coast* verantwortlich war und bereits einen Oscar für seine Arbeit an dem Film *Witness* bekommen hatte. Wir verstanden uns gut und wurden Freunde. Einige Tage später luden Thomm und andere Mitglieder des Teams Lucy und mich ein, sie auf ihrer Fahrt nach Tikal, der berühmten alten Maya-Stadt, zu begleiten, die etwa 150 Kilometer westlich unserer Farm in Guatemala liegt.

Tikal erlebte seine Blüte während der klassischen Maya-Periode. Es ist berühmt für seine eleganten hohen Pyramiden und die strategisch günstige Lage im Maya-Tiefland. Jahrhundertelang waren die Ruinen der Stadt von dichtem Dschungel bedeckt gewesen, bis sie Anfang des 20. Jahrhunderts wiederentdeckt und von Archäologen der Pennsylvania-Universität ausgegraben und rekonstruiert wurden.

Wenn man die ausgestorbene, aber immer noch atemberaubende Stadt betritt, wird man unwillkürlich von der geheimnisvollen Welt der Maya gefangengenommen. Man fragt sich: Was geschah mit der Maya-Zivilisation? Warum hatten die Indianer Städte wie Tikal um 900 n. Chr. ganz plötzlich verlassen? Was waren sie eigentlich für Menschen?

Wir streiften wie Kinder auf einem Rummelplatz durch die Ruinen und hielten von Zeit zu Zeit an, um einen Blick auf die Tempel, Stelen und Wandmalereien zu werfen.

Mir fielen Pantis Erzählungen über Tikal ein. Hier hatte er von Jerónimo die Heilpflanzen gezeigt bekommen, und er hatte mich vor den Maya-Geistern, die heute an diesem Ort lebten, gewarnt. Während er nie wieder einen Fuß in das ausgegrabene und rekonstruierte Tikal setzen wollte, kam ich des öfteren hierher und fühlte mich dabei niemals unwohl.

Thomm und ich kletterten zusammen auf den Tempel IV und hielten uns dort einige Zeit auf, um uns an dem herrlichen Blick über den Regenwald zu erfreuen. Die geisterhaften grauen Tempel, einst mit natürlichen roten Farben bemalt, flimmerten in der Hitze, und dieselben trockenen Winde, die vor nicht allzulanger Zeit beinahe unsere Farm zerstört hatten, verschafften uns nun Kühlung.

Mein Begleiter zog einige lange, hübsche Kristalle aus der Tasche und legte sie in die Sonne. Wir beobachteten das Licht, das sich in den Kanten der Minerale brach, als plötzlich ein Adler erschien und so dicht über unseren Köpfen vorbeiflog, daß wir ihn hätten berühren können. Als unsere Begleiter nach uns riefen, gingen wir die eingefallenen unebenen Stufen hinunter, und ich fühlte mich irgendwie glücklich und zufrieden, als wir unten ankamen.

Wir trafen erst spätabends wieder in Belize ein. Ich ging sofort schlafen. Der kommende Tag versprach sehr arbeitsreich zu werden, denn es hatten sich zahlreiche Patienten angesagt. Kurz nach Mittag kam Lucys und Micks kleiner Sohn Piers herüber und überbrachte mir eine schriftliche Nachricht vom Filmteam. Darin stand, daß Thomm während der Nacht plötzlich eine Reisekrankheit bekommen hatte und nun wissen wollte, ob ich helfen könne.

Zwischen zwei Patientenbesuchen bereitete ich unsere Reisemedizin zu, eine Mischung aus *Tres Puntas* und Wein, mit der wir Amöben und andere Parasiten bekämpften. Von diesem Getränk gab ich Piers eine große Flasche sowie einen Zettel mit Anweisungen, wie die Arznei anzuwenden war.

Später am Tag kam eines der Teammitglieder, eine hübsche Eurasierin, herüber und sagte mir, Mr. Noble sei sehr dankbar für die Behandlung, die ihn so kuriert habe, daß er jetzt wieder in der Lage sei zu reisen.

Ich freute mich über die Besserung seines Zustands und darüber, daß meine Medizin ihm geholfen hatte. Die Frau ging fort, ohne mir eine Bezahlung für die

Medizin anzubieten. Ungewollt ärgerte ich mich ein wenig, aber einige Sekunden später sagte ich mir: Gott wird es dir irgendwann zurückzahlen. Dann ging ich wieder zu meinen Patienten und dachte nicht mehr über diese Sache nach.

Bei Sonnenuntergang kam Piers erneut herüber. »Mr. Thomm hat mich geschickt, um dir das hier zu geben«, sagte er mit seiner niedlichen Kinderstimme.

Er öffnete seine kleine rosige Hand und ließ einen großen, länglichen Kristall in meine Hand fallen. Es war der schönste aller Steine, die ich oben auf dem Tempel IV in der Sonne hatte glitzern sehen. In seinem Inneren war ein regenbogenfarbenes Leuchten zu erkennen, und er war etwa zehn Zentimeter lang und über sieben Zentimeter breit und an der einen Seite zugespitzt. Seine Größe und sein Gewicht paßten sich perfekt in meine Hand ein.

Ich wollte hinüberlaufen, um mich bei Thomm zu bedanken, aber Piers erzählte mir, das Filmteam sei bereits fort, und Thomm habe ihn angewiesen, den Kristall erst zu überbringen, wenn sie abgefahren waren.

Als ich das nächste Mal nach San Antonio ging, nahm ich den Kristall mit, um ihn Don Elijio zu zeigen. In dem Moment, als er ihn erblickte, sprang er von seinem Stuhl auf, klatschte in die Hände und rief: »Sastun! Sastun! Sie haben dir einen Sastun geschickt. Wie wunderbar, meine Tochter, das ist das Zeichen, auf das ich schon lange gewartet habe. Es ist ein Geschenk von Ix Chel. Nun kann ich dir alles beibringen, alles. Jetzt kannst du ebenso wie ich mit den Geistern arbeiten.«

»Das ist ein Sastun?« stammelte ich. Ich drehte den

schweren Kristall immer wieder in meiner Hand herum und wartete auf ein Zeichen seiner mystischen Fähigkeiten.

»Ja, mein Kind. Dies ist nicht nur ein einfaches Geschenk. Es kommt direkt von den Maya-Geistern. Deinen Freund haben sie nur als Überbringer benutzt.«

Er öffnete die Hand und ließ sich den Kristall geben. Dann schob er seine Pepsi-Mütze ins Genick und blickte ihn intensiv an. »Uh huh. Schau nur!« Er deutete auf eine Ecke des Kristalls und zeigte mir ein regenbogenfarbenes Kreuz.

Ich konnte nicht glauben, was Panti gesagt hatte. Die Maya-Geister – die neun himmlischen Wesen, die den Kern der Maya-Kultur ausmachten – hatten *mir* einen Sastun geschickt?

Mein Kristall hatte allerdings keinerlei Ähnlichkeit mit seinem Sastun. Auch wußte ich nicht, wie ich dieses unhandliche Stück Mineral herumrollen sollte wie er seine Murmel.

»Kann ich ihn benutzen, um wie Sie Antworten auf meine Fragen zu bekommen?« wollte ich wissen.

»Nun, da bin ich nicht ganz sicher«, antwortete er. »Ein Sastun kann viele Formen annehmen. Ich hatte früher einen, den ich nur benutzt habe, um festzustellen, ob ein Patient überhaupt geheilt werden kann. Er war dünn wie ein Bleistift mit einem Punkt in der Mitte, der sich von einem Ende bis zum anderen ausdehnte, wenn ein Patient, der nicht mehr geheilt werden konnte, ihn in der Hand hielt. Auch einen blauen Sastun an einer Kette habe ich schon einmal gesehen.«

»Woher wissen Sie, daß ein bestimmter Stein ein Sastun ist?«

»Ich brauche ihn mir nur anzusehen«, sagte er. »Er

hat ein bestimmtes Licht, das funkelt, wenn man ihn bewegt, und man kann sich darin wie in einem Spiegel sehen. Außerdem gibt er sich häufig durch Punkte, Linien, Kreuze, Jungfrauen und Regenbögen zu erkennen, aber die sieht man natürlich nur, wenn man die entsprechende Begabung hat.«

»Was für eine Begabung meinen Sie?« fragte ich.

»Ich spreche von einer *don*, die hier drin verborgen ist«, sagte er und tippte sich an die Stirn. »Einer ganz besonderen Gabe.«

Ohne jeden Zweifel hatte Don Elijio diese Gabe. Er benutzte seinen Sastun regelmäßig, um festzustellen, ob die Krankheit eines Patienten natürliche Ursachen hatte oder ob sie durch einen *daño* verursacht worden war, also durch eine übernatürliche Macht. Der Sastun war es auch, der die Bitten und Gebete durch den hauchdünnen Schleier zu den Maya-Geistern brachte. Da Archäologen Sastune in den Gräbern von Maya-Schamanen in den verlassenen alten Städten gefunden haben, kann man davon ausgehen, daß Panti mit dieser Form der Behandlung eine uralte Tradition fortsetzte.

Meine Vorstellung von einem Sastun war etwa die eines übernatürlichen »heißen Drahtes« zu den Geistern. Don Elijio sprach dagegen von einem Stein aus Licht, vom Spiegel der Zeiten, vom Licht der Zeiten, vom Stein der Zeiten, oder er nannte ihn das Spielzeug der Maya-Geister. Manchmal, so sagte er, könne man hören, wie diese sich nachts ihre Sastune über den Fluß zuwürfen, wobei die märchenhaften Geräusche plötzlich erstürben, wenn einer von ihnen das Ziel verfehle und der Sastun in den Fluß falle.

Die Geister überlegten sich genau, wem sie einen

Sastun schickten. Einige bäten ihr ganzes Leben lang darum, erhielten ihn aber nie. »Andere wissen dagegen nicht einmal, was ihnen da vom Himmel herunter vor die Füße gefallen ist«, sagte Don Elijio. »Manche fürchten sich und versuchen, den Sastun fortzuwerfen. Das ist allerdings sinnlos, da er immer wieder zurückkommt.«

Einige Schamanen, etwa Jerónimo, fürchteten den Sastun wegen seiner Anziehungskraft. »Nachdem die Geister mir meinen Sastun geschickt hatten, kamen die Leute von sehr weit her, da er sie rief. Genau wie ich liebt er die Arbeit«, erzählte mir Panti glücklich.

Dennoch wollte Don Elijio zunächst seinen Sastun befragen, um sicherzustellen, daß es tatsächlich die Geister gewesen waren, die mir dieses Geschenk gemacht hatten. Er holte die kleine Tonvase aus der verrosteten Dose, in der er seinen Sastun aufbewahrte, und entfernte das Tuch, das er in den Hals des Gefäßes stopfte, damit die Kugel nicht herausfiel. Anschließend blies er hinein, bevor er die runde, durchscheinende Murmel schließlich in seine Hand fallen ließ. Sie glänzte, denn Panti hatte ihr kurz zuvor ihr wöchentliches Alkoholbad verpaßt, um sie von den vielen Fragen zu reinigen, die er ihr während der Woche gestellt hatte.

Dann pustete er dreimal auf den Sastun und steckte ihn anschließend wieder in das Tongefäß, bevor er meinen Kristall damit umkreiste und Maya-Gebete murmelte. Dabei hörte ich mehrfach das Wort Sastun und meinen Namen.

Anschließend legte er mir seinen Sastun in die Hand, wie ich es zuvor schon bei Hunderten von Patienten gesehen hatte. Ich nahm die Kugel vorsichtig entgegen, machte eine Faust und schüttelte diese dann, als enthielte sie einen Würfel.

Während des Schüttelns begann ich nervös zu werden. Hatte sich Panti vielleicht geirrt? Wenn es sich wirklich um einen Sastun handelte, warum war er mir dann auf einem so ungewöhnlichen Weg geschickt worden? Und wenn er wirklich magische Kräfte hatte, was sollte ich dann damit anfangen?

Würde der Sastun mir Patienten schicken? Wollte ich überhaupt, daß so viele Menschen zu mir kamen? Wie sollte ich mit den Fällen, die einen Sastun erforderten, umgehen?

Ich war drauf und dran aufzustehen und davonzulaufen.

»Komm mit zum Eingang, wo ich besser sehen kann«, sagte Panti, der so aufgeregt war, daß er meine Konfusion nicht einmal bemerkte. »Meine Augen sind diese Woche besonders schlecht. Ich glaube, es wird nicht mehr lange dauern, bis ich vollkommen blind bin. Und wer wird mich dann herumführen?« fragte er, ohne eine Antwort zu erwarten. Ich öffnete meine zitternde Hand, und er bewegte sie vorsichtig hin und her, bis der Sastun in meiner feuchten Handfläche zu tanzen begann.

»Es ist geschafft, Kindchen. Das ist ein Sastun«, sagte er bestimmt. »Die Maya-Geister haben ihn geschickt. Sie haben dich akzeptiert.«

Ich sank auf einen hölzernen Schemel und beobachtete ihn ungläubig, während er meinen Kristall besprach, wobei er seinen tönernen *jarrito* wie einen Weihrauchkessel schwenkte.

In diesem Moment wußte ich überhaupt nicht, wie

mir geschah. Ich war aufgeregt. Ich fürchtete mich. Ich glaubte an die ganze Sache, dann zweifelte ich wieder.

Schließlich schloß ich für einen Moment die Augen, lehnte mich gegen die heiße Wand, atmete tief durch und sprach leise einige Gebete. Danach wurde ich ruhiger. Ich begann mich zu entspannen und ließ mich an der Wand herabgleiten. »Hab Vertrauen ... Sie werden für dich sorgen«, sagte ich mir.

Pantis rauhe Stimme holte mich in die Wirklichkeit zurück. »Ich werde den Stein für dich besprechen, Rosita, und die Geister bitten, daß sie dir in einem Traum sagen, wie man ihn benutzen und pflegen muß. Ein Sastun braucht viel Aufmerksamkeit, verstehst du?«

»Ich bin nicht sicher, Don Elijio. Darum habe ich auch soviel Angst«, murmelte ich.

»Angst? Hast du wirklich Angst, meine Tochter? Warum?«

»Weil ich glaube, daß ich zu dem, was Sie beabsichtigen, nicht in der Lage bin, *papá*.«

Er fegte meine Einwände beiseite. »Sag nicht so etwas. Tag für Tag, Schritt für Schritt wirst du alles verstehen, Rosita. Du hast bereits so viel gelernt. Ich erzähle den Leuten stets, wie schnell du begreifst. Was würde mit mir und meinem Wissen geschehen, wenn es dich nicht gäbe, Kindchen? Daran mußt du immer denken.«

Natürlich hatte ich lange über alles nachgedacht, aber die neuen Umstände überwältigten mich dennoch. »Ich fürchte mich ein wenig vor den Geistern. Muß ich Angst vor ihnen haben?«

»Nein! Nein! Sie sind gute Freunde. Freundlich, weise und liebevoll«, antwortete er. »Hab keine Angst,

ich kenne sie sehr gut. Sie können ein wenig schel-
misch sein, aber sie fügen einem nie absichtlich Schaden zu.«

Dann sagte der alte Mann unvermutet: »Du wirst
die Geister heute nacht kennenlernen.«

17

Der Besuch der Geister

Don Elijio erzählte mir, daß die Geister der Maya Träume benutzen, um mit den Menschen, die sie als *H'men* ausgewählt haben, Kontakt aufzunehmen.

Damit ich mich bei ihrem Erscheinen nicht fürchtete, beschrieb er mir die Gefühle, die ich in einem solchen Fall vermutlich empfinden würde: ein Ziehen und Zerren, kurz bevor der eigentliche Traum begann. »Manchmal glaubt man, es würden einem kleine Kobolde mit pelzigen Körpern und knochigen Fingern über den Körper kriechen. Dennoch darf man auf keinen Fall in Panik verfallen, da sich die Geister sonst sofort zurückziehen.«

»Wie bitte? Kobolde! Mit pelzigen Körpern und knochigen Fingern! Während des Schlafes? So etwas passiert Ihnen, Don Elijio?«

»Ja, Kindchen, beinahe jede Nacht. Ich habe mich inzwischen daran gewöhnt. Manchmal sage ich ihnen aber auch, sie sollen verschwinden und einen alten Mann schlafen lassen. Sie kommen, weil sie eine Abwechslung suchen und weil sie mich wissen lassen wollen, daß gleich ein Traum beginnen wird.«

Er riet mir, ein Vaterunser zu beten, wenn ich mich zu sehr fürchtete. Das schütze vor den bösen Geistern, die ebenfalls versuchten, in meine Träume einzudrin-

163

gen. »Sie sind wirklich böse und furchterregend, aber es kann nichts passieren, wenn du alles so machst, wie ich es dir gesagt habe.«

»Was ist, wenn ich ohnmächtig werde oder anfange zu schreien?«

»Das wird nicht geschehen. Hab Vertrauen. Ich werde dir ein neues Gebet beibringen, mit dem du deinen Sastun ins Spiel bringen kannst. Sprich dieses Gebet von nun an jeden Freitag neunmal und schau dabei in den Kristall. Dabei machst du auf beiden Seiten des Sastuns das Zeichen eines Kreuzes, nachdem du deinen Finger zuvor in ein wenig Rum getaucht hast.«

»Sastun, Sastun«, begann er zu beten. »Du hast große Macht, und ich bitte dich, mir Antworten auf all meine Fragen zu geben. Hilf mir, die Zeichen zu verstehen, besuche mich in meinen Träumen und zeige mir die Lösungen, nach denen ich suche. Ich habe aus tiefstem Herzen Vertrauen, daß dieser Sastun all meine Gebete erhören wird. Gott Vater, Sohn und Heiliger Geist.«

Bevor Jerónimo gestorben war, hatte er Panti noch gesagt, die Geister würden ihm kurz nach Erhalt eines Sastuns einen Traum schicken, denn das sei die Art der Kommunikation, die die Geister bevorzugten. Jerónimo hatte nach eigener Aussage niemals eine Anweisung vergessen, die er im Traum erhalten hatte, und sich hinterher gefühlt, als sei er unsterblich.

In der Nacht, nachdem Panti seinen Sastun bekommen hatte, begannen, als er gerade eingeschlafen war, kräftige Hände an seiner Hängematte zu ziehen. Er fürchtete sich zunächst, aber gleich darauf begann der Traum, und seine Angst verwandelte sich in gespannte Erwartung.

Plötzlich erschien ihm ein alter Maya. Er war mit einer kurzen weißen Tunika bekleidet, die ein Gürtel aus Jaguarfellresten zusammenhielt. Sein Schuhwerk bestand aus einfachen Sandalen. Um den Hals trug er einen funkelnden Jadestein und dazu einen Kopfschmuck aus großen, farbenprächtigen Federn.

Ein weiterer Maya in einer einfachen Baumwolltunika stand schweigend neben ihm.

Der erste Maya griff nach einem geschnitzten Stab, der einer bedrohlich aufgerichteten Schlange glich, und sagte: »Elijio Panti, wie wir feststellen konnten, arbeitest du hart, und das erfreut uns. Daher haben wir dir einen Sastun geschickt, der dich bei deiner Arbeit unterstützen soll. Benutze ihn, um Menschen zu helfen, aber richte kein Unheil damit an. Wasche ihn jeden Freitag und benutze das folgende Gebet, wenn du eine Frage hast.«

Der alte Maya verriet ihm das Gebet, mit dem der Sastun besprochen wurde, und brachte Panti bei, wie man die Zeichen las, die im Inneren der Murmel als Antworten auf seine Fragen zu erkennen waren. Bevor er verschwand, sagte der Maya noch, daß er und andere Geister nun häufiger kommen würden, um ihn zu besuchen.

Als Panti am nächsten Morgen erwachte, konnte er sich, genau wie Jerónimo es vorausgesagt hatte, an alle Einzelheiten des Traumes erinnern und verspürte außerdem ein großes Wohlbehagen.

Panti wusch seinen Sastun und rollte ihn dann in einer alten Tasse so hin und her, wie es ihm der Maya im Traum gezeigt hatte.

Er war aufgeregt und ein wenig verwirrt; tief in seinem Herzen wußte er jedoch, daß er sich des Geschenks als würdig erweisen würde. Er hatte nicht um einen Sastun gebeten, um berühmt oder reich zu werden oder jemandem Schaden zuzufügen; sein Wunsch war es vielmehr, noch mehr Krankheiten seiner Patienten heilen zu können.

Es war nicht das erste Mal, daß ich Panti von seinen Träumen sprechen hörte, durch die ihn die Geister mit wichtigen Informationen versorgten. Sobald er sich über die Krankheit eines Patienten nicht im klaren war oder nicht wußte, wie er sie behandeln sollte, befragte er seinen Sastun und bat damit die Geister um Hilfe. Sie antworteten normalerweise durch Träume, zeigten ihm, welche Pflanzen er benutzen sollte, wo sie zu finden waren, wie sie angewendet wurden und welche Gebete bei der Behandlung gesprochen werden mußten.

»Am nächsten Tag nahm ich dann meine Machete und ging in die Berge, um nach dieser speziellen Pflanze zu suchen. Und ich fand sie stets dort, wo ich suchen sollte.«

Das Gespräch über Kobolde, Träume und alte Maya machte mich noch ängstlicher. Auch wußte ich nicht recht, was ich von Don Elijios Ankündigung halten sollte, daß ich in dieser Nacht einen Traum haben würde. Im Grunde hatte ich jedoch großes Vertrauen zu ihm und war sicher, daß er mich nicht belog. Er schien so sicher, daß die Geister mich besuchten und ich nicht vor Furcht sterben würde. Auch wenn ich selbst nicht völlig davon überzeugt war, beschloß ich doch, seiner Weisheit zu vertrauen und mich an das zu halten, was er mir sagte.

Inzwischen neigte sich der Tag dem Ende zu, und San Antonio war von den üblichen Feierabendgeräuschen erfüllt: Pärchen mit Kofferradios flanierten die Hauptstraße entlang, Kinder weinten, Hunde bellten, und aus der evangelischen Kirche waren Gesänge zu hören.

Panti war viel zu aufgeregt, um einschlafen zu können, und mir erging es kaum besser. Wir lagen in unseren Hängematten und unterhielten uns noch stundenlang, bevor Don Elijio sagte, es sei nun Zeit, die Augen zuzumachen.

»Man muß schlafen, um träumen zu können«, sagte er. »Und vergiß nicht zu beten. Habe Vertrauen, und die Geister werden heute nacht zu dir sprechen.« Ich rollte mich mit meinem Kristall in der Hängematte zusammen und betete. Ich benutzte das neugelernte *ensalmo* und machte dabei das Zeichen des Kreuzes über dem Stein, wie ich es oft bei Panti gesehen hatte.

Ich war jetzt nicht mehr so ängstlich, aber ich konnte immer noch nicht recht glauben, daß die Maya-Geister durch eine einfache Murmel oder ein Quarzstück – so hübsch es auch sein mochte – zu mir sprechen würden. Außerdem war ich nicht sicher, ob mir die Geister überhaupt etwas sagen wollten.

Bedeutete die Tatsache, daß ich nun einen Sastun hatte, automatisch, daß ich jetzt ein *H'men* war? Die ganze Sache ging über meinen Horizont, und schließlich wurde ich durch einen sanften Schlaf von meiner Grübelei erlöst.

Als der Morgen bereits zu dämmern begann, spürte ich ein kräftiges Ziehen an meiner Hängematte. Es war sehr viel stärker, als ich erwartet hatte, denn ich wurde von einer Seite auf die andere geschleudert.

Schließlich fand ich mich auf dem Bauch liegend wieder und schaute auf den Steinfußboden. Ich glaubte jeden Moment, aus meiner Hängematte zu fallen. Mein Herz begann so schnell zu schlagen, als wolle es davonlaufen. In diesem Moment größter Furcht und Panik erinnerte ich mich, daß Panti gesagt hatte, ich solle ein Vaterunser sprechen. Die Hängematte schwang erneut hin und her, so daß ich wieder in die Rückenlage kam, und dann begann der Traum.

Ich stand in der Tür eines kleinen, aufgeräumten Zimmers. Mein Freund Thomm Noble saß an einem Schreibtisch in der Ecke und forderte mich auf: »Komm herein, Rosita. Es geht um deinen Kristall.«

Ihm gegenüber stand eine hübsche junge Frau. Sie schaute mir fest in die Augen, als versuche sie mir Mut zuzusprechen.

Ich setzte mich an den Tisch, auf dem eine Kerosinlampe brannte.

»Du mußt in deinem Kristall nach einem Lichtkreuz suchen, Rosita«, forderte Thomm mich auf, »und wenn du eine Frage hast, sprich neun Vaterunser. Wasche den Kristall freitags mit Rum und nimm ihn mit, wenn du Kranke behandelst, denn er wird deine Fähigkeiten vergrößern.«

Dann sagte er, ich solle in die Flamme der Lampe schauen, die vor mir auf dem Tisch stand. Dort würde ich ein Kreuz in allen Farben des Regenbogens sehen. Danach müsse ich auch in meinem Sastun suchen.

Er drehte die Flamme herunter, so daß ich mich nicht verbrennen konnte, und als ich mich hinabbeugte und in die Helligkeit starrte, sah ich sofort, wie das Kreuz Form annahm.

Als ich am nächsten Morgen erwachte, sprang ich ohne Zögern aus der Hängematte. Panti saß am Tisch und wartete auf mich. Ich erzählte ihm von meinem Traum.

»Durch den Traum wurde dir mitgeteilt, wie du die Geister erreichen kannst«, erklärte er mir.

Da wir nun beide Kontakt mit den nächtlichen Geistern hatten, benahmen wir uns den restlichen Tag über wie verspielte Kinder, die ein Geheimnis teilten.

Ich verstand jetzt auch, was er mit seiner Aussage gemeint hatte, ich würde mich beim Erwachen fühlen, als sei ich unsterblich. Dieses Gefühl, eines der schönsten, das ich je erlebt habe, ist mir bis heute erhalten geblieben.

18

Gefährliche Winde

Während Panti in der anderen Hütte war und einen Patienten massierte, saß ich an der Kiste, die uns als Tisch diente, und stellte Amulette her. Es war ein heißer, stickiger Tag. Ich stellte die Kiste direkt vor die Tür, um vom Luftzug etwas Kühlung zu bekommen.

Nachdem ich nun meinen Sastun erhalten hatte, meinte Panti, es sei an der Zeit, etwas mehr über übernatürlich verursachte Krankheiten zu lernen. Darum ließ er mich heute Amulette herstellen, die er seinen Patienten häufig mitgab, um sie vor Schwarzer Magie zu schützen. Ich hatte gesehen, daß er sie mit Hilfe seines Sastun besprach und den Patienten dann sagte, sie sollten das Totem stets bei sich tragen, insbesondere wenn sie das Haus verließen oder wenn jemand, dem sie nicht trauten, zu Besuch komme. Wie ich wußte, hielt die Wirkung eines Amuletts ungefähr sechs Monate bis ein Jahr an. Danach mußte es wieder mit dem Sastun besprochen werden.

Da Panti in ganz Mittelamerika für seine Fähigkeit berühmt war, übernatürlich verursachte Krankheiten zu heilen, hatte er viele Patienten, die sich von ihm auf diesem Gebiet behandeln lassen wollten. Das war nicht immer so gewesen, aber seit immer mehr Menschen mit ihren physischen Problemen zu herkömmlichen Ärzten gingen, hatte sich das geändert.

Aspirin und andere synthetisch hergestellte Arzneien bekam man inzwischen sogar in den abgelegensten Dörfern, so daß viele Leute glaubten, sie seien bei irgendwelchen körperlichen Beschwerden nicht mehr auf die traditionellen Heilmittel angewiesen.

Unter den Naturheilern in Zentralamerika gibt es eine ganz bestimmte Hierarchie. Da sind zunächst einmal die Knocheneinrichter, die Masseure und die Ärzte, die sich auf Schlangenbisse spezialisiert haben. Sie alle kümmern sich ausschließlich um bestimmte physische Krankheiten. Die nächste Gruppe bilden Hebammen, Pflanzenärzte und erfahrene ältere Frauen wie Doña Juana. Sie können zahlreiche Krankheiten, die in der Familie auftreten, behandeln. Schamanen oder *H'men* wie Panti, die wie ihre Vorfahren befähigt sind, körperliche, geistige und übernatürlich verursachte Krankheiten zu behandeln, trifft man dagegen sehr viel seltener.

Bei der Behandlung übernatürlich verursachter Krankheiten verließ sich Panti auf das gleiche bewährte Team wie bei den physischen Leiden: Heilpflanzen, Gebete und seinen Sastun. Allerdings hütete er sein Wissen über spirituelle Leiden sehr viel sorgfältiger als das über physische Krankheiten.

Bei übernatürlich verursachten Krankheiten verwendete er hauptsächlich Weihwasser aus einer katholischen Kirche, ein Kraut namens Weinraute und das Harz des heiligen Kopalbaumes.

Die Weinraute, eine in vielen Teilen der Erde genutzte Heilpflanze, wird zwar häufig auch gegen

»normale« Krankheiten angewendet, sie ist aber noch besser für ihre sichere Wirkung gegen böse Geister bekannt. Der Kopalbaum gilt sogar selbst als Geist, der Böses abzuwehren vermag. Dieser wirkungsvollen Mixtur fügte Don Elijio ein weißes Pulver bei. Er hatte es aus einem kalziumhaltigen Stein hergestellt, der von einem heiligen Berg in Guatemala stammte. Dieser Stein hieß *Piedra de Esquipulas* und war nach Jesus von Esquipulas benannt worden, einer der zahlreichen schwarzen Christusversionen, die in Lateinamerika besonders verehrt werden.

Zur Herstellung eines Amuletts legte ich einen Zweig der Weinraute, ein Stück Kopalharz und ein winziges Stück Esquipulas-Stein auf ein Stück Balsamrinde. Dann wickelte ich das Ganze in ein schwarzes Baumwolltuch ein, so daß ein kleines, etwa zweieinhalb Zentimeter breites und fünf Zentimeter langes Bündel entstand, dessen Ränder mit schwarzem Faden vernäht wurden.

Als ich mitten in der Arbeit war, sah ich eine Frau auf Pantis Hof kommen. Sie wirkte aufgewühlt und preßte ihren geschwollenen, grau und blau angelaufenen Arm an die Brust.

Ich kannte diese Frau. Ihr Name war Carla, und sie wohnte in einem leuchtendblau gestrichenen Haus, an dem wir häufig auf unserem Weg in den Dschungel vorbeikamen. Sie hatte uns manchmal freundlich zugewinkt, wenn sie gerade in ihrem Garten stand, um frisches Gemüse zu ernten.

»Ich muß den alten Mann sprechen, denn mit mir stimmt etwas nicht«, sagte sie atemlos. Als Panti ihre ängstliche Stimme hörte, erschien er fast augenblicklich.

Während sie schilderte, was passiert war, fühlte er ihren Puls und nickte besorgt.

Vor einer Woche hatte sie darauf gewartet, daß ihr Mann zum Abendessen nach Hause kam, und sich Sorgen gemacht, als er nicht auftauchte. »Plötzlich fühlte ich eine große Angst, ohne zu wissen, wovor ich mich eigentlich fürchtete«, erinnerte sie sich.

Während sie sich besorgt auf die Veranda gesetzt hatte, um nach ihm Ausschau zu halten, hatte sie plötzlich einen warmen Wind gespürt, der von den Feldern hinter ihrem Haus herübergeweht kam.

»In dem Moment, als der Wind mich erreichte, überlief es mich eiskalt. Ich brachte meine Kinder ins Haus und schloß alle Türen und Fenster, aber es war schon zu spät. Am nächsten Morgen sah mein Arm bereits so schrecklich aus wie jetzt. Was ist los mit mir, *tato*?«

Als Panti auf den geschwollenen Arm drückte, blieben winzige weiße Druckstellen zurück. Die Frau wimmerte vor Schmerzen und wand sich auf ihrem Stuhl.

»Es ist der heiße Wind der Maya, einer der neun bösen Geister. Ich habe den alten Schurken schon eine ganze Weile nicht mehr gesehen«, erklärte er, wobei sich seine lederartigen Lippen zu einem breiten Grinsen verzogen.

Don Elijio forderte mich auf, den Puls der Frau zu fühlen. Der war unregelmäßig und raste, als wolle er den Körper möglichst schnell verlassen. Ein eiskaltes Gefühl durchlief meinen Arm.

Der Sastun ist nicht die einzige Möglichkeit, um festzustellen, ob eine Krankheit übernatürliche oder physische Ursachen hat. Panti verließ sich bei seinen

Diagnosen außerdem auf den Pulsschlag, wobei er die Intensität und die Geschwindigkeit berücksichtigte. Der Puls eines gesunden Menschen ist regelmäßig, ruhig und am Handgelenk unterhalb des Daumens meist deutlich zu spüren; der Puls eines kranken Menschen ist dagegen häufig flach und kaum wahrnehmbar oder aber sehr stark und rasend. Je weiter man den Arm hinaufgehen muß, um den Puls zu fühlen, um so ernsthafter ist die Erkrankung – gleichgültig, ob es sich um ein physisches oder übernatürlich verursachtes Leiden handelt.

Panti bezog den Puls aber auch direkt in seine Behandlung ein. Er besprach ihn häufig, denn er betrachtete den Puls als direkte Verbindung zum Blut, dem Wesen eines Menschen.

Carla wand sich auf ihrem Stuhl und versuchte den Arm zurückzuziehen, während Tränen über ihr Gesicht liefen. Panti begann Heilgebete zu sprechen und pustete immer wieder vorsichtig auf den Arm.

»Fülle ihr bitte einen Beutel mit *Zorillo* ab, Rosita«, bat mich Don Elijio, bevor er sich wieder Carla zuwandte. »Du mußt ab heute jeden Abend einen *Zorillo*-Tee trinken und dabei ein Vaterunser beten. Außerdem werden Rosita und ich dir morgen ein Kraut namens *Tzibche* vorbeibringen. Das muß der *Xiv*-Mischung hinzugefügt werden, die wir jetzt zusammenstellen und die du für neun Kräuterbäder benutzen wirst.«

Er kramte unter dem Tisch herum und zog schließlich einen Leinenbeutel heraus, den vermutlich Chinda noch genäht hatte. Ihm entnahm er eine Handvoll getrocknetes und zermahlenes Kopalharz und schüttete es auf ein Blatt Papier, das einmal zum Schulheft eines Kindes gehört hatte. Dann holte er aus einem weiteren Beutel ein faustgroßes Stück Kopalharz hervor und schnitt davon eine Scheibe ab. Er fügte beide Substanzen zusammen und schüttete anschließend getrocknete Rosmarinblätter darüber.

Er wickelte die Mischung ein und band das Päckchen mit einem Stück Plastik zusammen. »Du mußt während neun Wochen jeden Donnerstag etwas von dem Inhalt innerhalb des Hauses und jeden Freitag etwas außerhalb des Hauses verbrennen. Dazu sprichst du folgendes Gebet: ›Alles Böse und aller Neid müssen diesen Ort nun verlassen, da sie so viel Unheil anrichten. Im Namen des Vaters, des Sohnes und des Heiligen Geistes. Amen.‹«

Nachdem dieser Teil der Arbeit beendet war, begann Panti wieder zu scherzen, und er schaffte es tatsächlich, daß Carla, obwohl ihr unablässig Tränen über die Wangen liefen, ein wenig lächelte.

Schließlich nahm sie ihren Beutel mit der Arznei und ging zur Tür, wobei sie murmelte: »Gelobt sei Gott. Gelobt sei Gott. Gott schütze Sie, alter Mann, und gebe Ihnen ein langes Leben, damit Sie denen helfen können, die nirgendwo sonst Hilfe finden können. Es gibt niemanden, der sich mit Gott und Don Elijio vergleichen ließe.«

Er nickte und lächelte ihr zu: »Mach dir keine Sorgen, Kindchen. Bald wirst du wieder obenauf sein. Gott wird uns helfen.«

Nachdem Carla gegangen war, schaute mich Panti mit gerunzelter Stirn an. »Da siehst du einmal, warum ich unsere Türen und Fenster nachts fest geschlossen halte. Der Wind macht vor niemandem halt.«

Diese Bemerkung war ein Seitenhieb auf meine Beschwerden, die ich häufig vorbrachte, weil Panti abends stets alle Fenster und Türen schloß, so daß nicht der leiseste kühlende Luftzug eindringen konnte. Ganz besonders schien er den Nachtwind zu fürchten. »Darin wohnen böse Geister, und diese können den Menschen, die sie berühren, großes Leid zufügen.«

Obwohl Panti mir bereits zuvor von bösen Winden erzählt hatte, war Carla das erste Opfer, bei dem ich die physischen Symptome sah, die diesen Luftströmungen zugeschrieben wurden. Winde galten in vielen lateinamerikanischen Kulturen als intelligente Wesen, die in der Maya-Sprache *Ik* genannt werden und in Spanisch *Mal Vientos*. »Sie sind besonders gefürchtet, weil durch sie Menschen von mysteriösen und sehr langwierigen Krankheiten befallen werden«, sagte er.

»Einige Menschen glauben heute allerdings nicht mehr an diese Mächte. Selbst wenn sie durch einen Wind erkrankt sind, streiten sie deren Existenz ab«, fuhr Panti fort. »Ich respektiere die Winde, da ich weiß, wie gefährlich sie sein können, und gesehen habe, welchen Schaden sie anrichten.«

Nach seiner Aussage war der regengesättigte Milpa-Wind, der die Bauern auf dem Rückweg von ihren Maisfeldern befiel, einer der schlimmsten. »Die Männer sind erhitzt und müde, und wenn der kalte Wind ihnen direkt ins Gesicht bläst, können sie am nächsten Tag oft schon nicht mehr aufstehen. Sie haben keinen Appetit und häufig hohes Fieber.«

»Zwar gibt es auch Winde, die den Menschen nichts antun wollen, aber man muß sich dennoch vor ihnen in acht nehmen«, warnte er. »Am besten ist, wenn man sie nach Möglichkeit alle meidet. Bauern sollten sich trockene Kleidung anziehen und Schutz suchen, wenn sie in den Feldern sind und es anfängt zu regnen.«

Ich fragte ihn, warum die *Tzibche*-Pflanze so wichtig für Carlas Mixtur war. Er hatte sie auch während meiner *Primicia* benutzt, um zu verhindern, daß wir durch die mächtigen Geister, die wir angerufen hatten, Schaden nahmen.

»Es ist das einzige Kraut, mit dem man die heißen Winde der Maya kurieren kann. Es wächst direkt hinter einem Baum in der Nähe der Erdnußfelder, an denen wir täglich auf dem Weg in den Urwald vorbeikommen. Morgen werde ich es dir zeigen.«

Ich fragte ihn, ob er noch mehr spirituell bedingte Krankheiten kenne, über die ich etwas wissen müsse. Er schaute mich an, als hätte ich wissen wollen, wieviel Grüntöne es im Urwald gab.

»Der menschliche Geist kann von ebensoviel Leiden befallen werden wie der Körper«, sagte er. »Kinder sind in dieser Hinsicht besonders empfindlich. Ein Kind muß nicht unbedingt aufsässig sein, wenn es sich weigert zu essen, nicht schlafen gehen will oder sehr oft weint.« Er zählte drei Krankheiten auf, die man häufig bei Kindern findet: *mal de ojo, susto* und *viento de descuido*. Die auftretenden Symptome sind einander sehr ähnlich, so daß man die Leiden nur anhand der Geschwindigkeit und Intensität des Pulses unterscheiden kann.

Von *mal de ojo*, auch Teufelsauge genannt, hatte ich bereits gehört. Diese Krankheit war von den Spaniern, die sie vermutlich aus dem arabischen Kulturraum mitgebracht hatten, in die Neue Welt eingeschleppt worden. Während meiner Kindheit hatte meine italienische Großmutter Isola darauf bestanden, daß ich eine Knoblauchzehe in meinem Skapulier trug, um vor dem *mal occhio*, wie das Teufelsauge in Italien genannt wurde, geschützt zu sein.

Susto ist das spanische Wort für Furcht. Diese Krankheit kann durch Dinge verursacht werden, vor denen ein Baby sich fürchtet: durch einen bösartig knurrenden Hund, durch das laute Dröhnen eines Düsenflugzeugs oder durch den betrunkenen Vater, der die Mutter schlägt.

Viento de descuido bedeutet soviel wie Wind der Nachlässigkeit. Nach Befragung vieler Mütter führte Panti zahlreiche Krankheiten von Kleinkindern darauf zurück, daß sie am frühen Morgen unter einem zugigen Fenster gelegen hatten oder in der Dämmerung nackt oder mit unbedecktem Kopf ins Freie gebracht worden waren.

Als wir gerade mit dem Mittagessen fertig waren, traf der normale Nachmittagstransport der Patienten ein und beendete die Diskussion über Carlas *mal viento*.

Eine attraktive junge Frau in einem Minikleid betrat die Praxis, begleitet von einem kräftigen Mann mittleren Alters.

Die junge Frau war den ganzen Weg von Guatemala-City nach San Antonio gefahren, um Pantis Rat einzuholen. Ihr Bruder war vor einem Jahr von Angehörigen des guatemaltekischen Militärs verschleppt worden, und danach hatte die Familie nie wieder etwas von ihm gehört. Nun wollte sie von Panti wissen, ob ihr Bruder noch lebe.

»Das ist Arbeit für den Sastun«, sagte Don Elijio und bat sie hinüber ins Steinhaus. Er nahm das kleine

Tongefäß, in dem der Sastun aufbewahrt wurde, und fragte nach dem Namen des Jungen.

»Ricardo«, antwortete sie.

Er drehte den Behälter um, so daß der Sastun in seine Hand fiel. Dann pustete er dreimal auf die Kugel und dreimal in das Tongefäß, bevor er den Sastun wieder in das Gefäß zurücklegte. Anschließend ließ er den Tonkrug kreisen und sprach dabei ein Gebet. Dann legte er den Sastun in die rechte Hand der jungen Frau und sagte ihr, sie solle ihn wie einen Würfel schütteln.

Nachdem sie das einige Minuten getan hatte, forderte er sie auf, zur Tür zu gehen, wo das Licht besser war. Er öffnete ihre Hand, berührte den Sastun und schaute ihn dann genau an, um eine Antwort zu finden. Er winkte mich heran und deutete mit den Fingern auf eine Anzahl winziger Blasen innerhalb der durchscheinenden Kugel.

»Dort ist es! Dort ist es! Siehst du es?« fragte er. Ich sah die Bläschen, ohne jedoch zu wissen, was ich damit anfangen sollte. Für Panti schienen sie dagegen eine Bedeutung zu haben.

»Der Junge hat Glück gehabt«, sagte er. »Er ist zwar weit fort von zu Hause, aber er lebt. Haben Sie ein Foto mitgebracht?«

Sie zog ein winziges, zerknicktes Schwarzweißfoto heraus. Es zeigte einen sehr jungen Mann mit hübschen Augen.

Panti legte das Foto verkehrt herum auf die Plastiktischdecke. Dann bewegte er den Sastun kreisförmig um das Bild und summte: »Sastun, Sastun, du hast große Macht«, bevor er um die sichere Rückkehr des Jungen bat.

Anschließend gab er ihr das Foto zurück und wies sie an, das Bild jeden Donnerstag und Freitag verkehrt herum in einer Tasche über ihrem Herzen zu tragen und dabei zu sagen: »Du gehörst zu mir, komm her, setz dich und bleibe!«

Die junge Frau ging nach draußen, um auf den Lastwagen in die Stadt zu warten, während ich den Mann in die Hütte winkte. Er hatte glänzendes schwarzes Haar, eine gelbliche Gesichtsfarbe und sah unrasiert und ungewaschen aus. Seine Kleidung war zerknittert, und aus einem Loch in seinen Schuhen schaute ein pilzbefallener Zehennagel heraus.

»Was für ein Problem hast du?« fragte Don Elijio.

Der Mann antwortete nicht, sondern schaute mich statt dessen an.

Bevor ich etwas sagen konnte, sagte Don Elijio energisch: »Sie gehört zu mir. Sie sagt, was ich sage, und ich sage, was sie sagt.«

Der Mann nickte und zog ein kleines Foto eines hübschen jungen Mädchens aus seiner Tasche. Sie wirkte so jung, daß sie seine Tochter hätte sein können. »Ich möchte dieses Mädchen für mich gewinnen«, murmelte er. »Wir haben uns schon öfter mit Erlaubnis ihres Vaters getroffen, aber nun will sie mich plötzlich nicht mehr sehen – kurz vor unserer Hochzeit. Ich möchte sie zurückhaben. Können Sie mir helfen?«

Don Elijio nahm das Foto auf und drehte es herum. »Einige Menschen haben einfach Glück bei den Frauen«, sagte er. »Ich bin nun schon seit so vielen Jahren allein, und ich werde vermutlich auch einsam sterben.«

Er besprach das Foto mit seinem Sastun und gab es

dem Mann dann zurück, wobei er ihn anwies, das Bild neun Wochen jeden Freitag verkehrt herum in seine Tasche zu stecken und dabei zu sagen: »Du gehörst mir, komm her, setz dich und bleibe!«

Der Mann bezahlte fünf Dollar und verschwand dann eilig. Sobald er außer Hörweite war, drehte ich mich zu Don Elijio um und fragte: »Wie soll ich das nun verstehen? Verzaubern Sie oft Frauen, um sie Männern gefügig zu machen?«

»Ja, *mamasita*, sehr oft«, antwortete er sachlich. »Der Spruch wirkt nur sechs Monate, und während dieser Zeit muß sich der Mann als würdig erweisen. Dann endet der Zauber mit einem großen Wutausbruch, und sie wird nur bei ihm bleiben, wenn er gut zu ihr war. Die ganze Sache dient allein dazu, dem Mann eine Chance zu geben.«

»Und zwischenzeitlich kann sie schwanger sein und ist dann an jemanden gebunden, den sie nicht liebt und den sie eigentlich auch nicht heiraten wollte«, sagte ich. »Mir gefällt die Sache nicht. Verzaubern Sie auch Männer für Frauen?«

»Wenn sie mich darum bitten«, antwortete er. »Aber das kommt nur selten vor. Frauen sind sensibler als Männer, weißt du.«

Ich ließ die Sache auf sich beruhen. Ich wußte, daß *H'men* schon seit Urzeiten für Liebesangelegenheiten verantwortlich waren. Für mich stand allerdings fest, daß ich so etwas niemals tun würde; es verstieß gegen alles, an was ich als Frau glaubte. Hätte ich früher von diesem Liebeszauber erfahren, hätte ich womöglich meinen Plan einer Lehrzeit bei Don Elijio sofort fallenlassen. Aber inzwischen kannte ich Don Elijio gut genug und wußte, daß er im Grunde ein reines Herz hatte. Daher wandte ich mich wieder meiner Aufgabe zu, Hustensaft aus frischen Mango-, Avocado-, Sauersack- und Baumwollblättern zu machen.

Nach einem leichten Abendessen mit Bohnen und Tortillas verkündete Don Elijio, es sei halb acht und damit Zeit, ins Bett zu gehen. Ohne ein weiteres Wort schloß er die Fenster und verschwand hinter seiner zerfallenen hölzernen Tür.

Während die purpurfarbene Abenddämmerung heraufzog, dachte ich über die Frage des Vertrauens nach. Eine Verbrennung wird durch den Saft der Aloe gelindert, ob der Patient nun an die Heilfähigkeit der Pflanze glaubt oder nicht. Bei übernatürlichen Krankheiten hatte dagegen das Vertrauen in den Naturheiler und in die Behandlung, die er verschrieb, viel mit der Genesung des Patienten zu tun.

Zahlreiche Besucher Pantis äußerten Gefühle und Symptome, die mir immer noch sehr fremd waren. Ich wußte nicht, was ich tun oder sagen sollte, wenn ein Patient kam und den Wind für seine Krankheit verantwortlich machte, oder wenn er glaubte, daß einer seiner Feinde durch Schwarze Magie Rache an ihm nehmen wolle. Für mich war es eine gewaltige Umstellung, zu akzeptieren, daß Krankheiten durch böse Flüche entstehen konnten – oder sogar durch eine angenehme Abendbrise, wie sie gerade aufkam.

Ich drehte mein Gesicht in den Wind und lächelte, als ich den kühlen Luftzug auf meinem zermürbten Körper spürte.

19

»Alles Böse verlasse diesen Ort ...«

Einige Wochen später, als Don Elijio und ich gerade einen Wundpuder aus getrocknetem Nesselblatt und *Tres puntas*-Blättern herstellten, kam ein stämmiger Indianer zur Tür hereingestürzt.

»Don Elijio!« Die Stimme des Mannes zitterte. »Ich komme mit einer schwerkranken Patientin.«

Der Mann trat zur Seite, und hinter ihm erschien eine etwa vierzig- bis fünfzigjährige Frau mit zerlumpter, schmutziger Kleidung, mattem und verfitztem Haar, einer grauen Hautfarbe und einem gequälten Gesichtsausdruck. Besonders furchteinflößend waren aber die Augen, deren starrer Ausdruck einem fast das Blut in den Adern gefrieren ließ.

Die Frau wurde von zwei kräftigen Männern gestützt, bei denen es sich, wie wir später erfahren sollten, um ihre Söhne Roberto und José handelte.

Ich griff instinktiv nach ihrer Hand und half ihr, sich auf einen Hocker zu setzen. Sie sackte sofort in sich zusammen und begann zu sabbern. Roberto kam herbeigeeilt und wischte das Gesicht seiner Mutter ab.

Die Frau fing an hin und her zu schaukeln und gab dabei Geräusche von sich, die ich nur als keuchendes Knurren bezeichnen kann. Ich schaute zu Panti hinüber, aber der war ruhig und beherrscht wie immer.

»Unsere Mutter erkrankte vor ungefähr zwei Wochen«, erklärte José.

Am späten Dienstagabend hatte ihre Mutter Angelina in ihrem Zimmer gesessen und sich das Haar gekämmt, während der Rest der Familie im Wohnzimmer gewesen war. Plötzlich hörten sie, daß die Tür zugeschlagen und der Schlüssel herumgedreht wurde. Gleich darauf erklang eine rohe, unbekannte Stimme aus dem Zimmer der Mutter, dann ein grauenerregendes Stöhnen und Schreien. Schließlich hörte man das Geräusch von zerbrechendem Glas und von Stühlen, die zerschlagen wurden.

Die Familienangehörigen waren zutiefst erschrocken. Sie baten ihre Mutter, die Tür zu öffnen, aber die reagierte nicht. Als der Vater die Tür schließlich mit einer Axt aufbrach, sahen sie, daß nahezu alle Habseligkeiten Angelinas zerstört und auf dem Boden verstreut waren. Sie selbst blutete, da sie sich in den Arm gebissen hatte. Sechs ausgewachsene Männer waren nötig, um sie zu bändigen.

Während ihr Sohn die grauenhaften Einzelheiten schilderte, schaukelte die Mutter weiterhin auf dem Hocker hin und her. Von Zeit zu Zeit öffnete sie den Mund, als wolle sie etwas sagen, aber ihre Laute klangen wie die Schreie eines verwundeten Tieres.

Zwischendurch glaubte ich, sie einmal murmeln zu hören: »Hilf mir, bitte«, während sie an meinen Ärmel griff und mit aller Kraft, die ihr noch geblieben war, daran zog.

Ich wäre am liebsten davongelaufen, aber ich atmete tief durch und ließ sie gewähren. Ein eiskalter Schauer lief mir über den Rücken, und die Haare an meinen Armen hatten sich wie elektrisiert aufgerichtet. Ich blickte zu Panti hinüber. Der hatte seine Finger auf die Lippen gelegt, wie er es stets zu tun pflegte, wenn er seinen Patienten zuhörte.

»Am nächsten Morgen holten wir eine *curandera*. Sie sprach einige Gebete und gab ihr eine Medizin, die sie etwas beruhigte. Bereits eine Stunde später war allerdings alles wie zuvor. Die *curandera* blieb die ganze Nacht, sprach Gebete und gab ihr Tee zu trinken, aber nach fünf Tagen sagte sie, sie könne uns nicht helfen. Meine Mutter sei von einem bösen Geist besessen, der zu mächtig sei für ihre Gebete und ihre Medizin.«

Dann riet ihnen die *curandera*, sie sollten ihre Mutter zu Don Elijio bringen, der den bösen Geist nicht nur unterwerfen, sondern ihn auch aus dem Körper vertreiben könne.

»Don Elijio, meine Mutter hat nun bereits seit fünfzehn Tagen nicht mehr geschlafen und keinerlei Nahrung zu sich genommen. Wir befürchten, sie wird in diesem schrecklichen Zustand sterben. Wir haben Vertrauen zu Ihnen. Bitte helfen Sie uns, *señor*«, sagte José, während er die Hände auf die Schultern seiner Mutter legte und sich einige Tränen aus den Augenwinkeln wischte.

Panti stand auf und bedeutete mir, ihm nach draußen zu folgen.

»Erhitze schnell etwas Wasser, lege *Zorillo* hinein und laß das Ganze zehn Minuten lang kochen. Außerdem brauche ich schnell einige glühende Kohlen in einer Blechbüchse«, sagte er und beeilte sich, wieder zu Angelina zurückzugehen.

Ich stellte fest, daß meine Hände zitterten, als ich das Feuer anzündete und die übelriechende Wurzel in einen Topf gab. Danach lief ich mit den Kohlen hinüber ins Steinhaus und sah, daß Panti die Frau vom Kopf bis zu den Füßen mit Weihwasser besprengte und dabei Gebete sprach oder, besser gesagt, fast herausschrie.

Er nahm einige Stücke Kopalharz und warf sie in die Büchse mit glühenden Kohlen, die er dann unter den Hocker der Patientin stellte. Der weihrauchartige Geruch breitete sich aus und hüllte die Frau ein. Anschließend streute er etwas Rosmarin auf die Kohlen, während er weiterhin Gebete sprach und ihren Puls überprüfte.

Dann gingen wir hinüber in die Küche, wo die *Zorillo*-Wurzel immer noch kochte. Ich legte ein weiteres Stück Holz in die Glut und hoffte, Panti würde mich beruhigen, denn ich fühlte mich durch die Frau stark verängstigt.

»Ich bin überzeugt, daß es sich um Schwarze Magie handelt, Rosita, aber ich will noch den Sastun befragen, um ganz sicherzugehen.« Er schüttelte den Kopf und fügte hinzu: »Es ist schrecklich, was manche Menschen ihren Nachbarn antun.«

Ich kühlte die dunkle, beißende *Zorillo*-Flüssigkeit ab, während Panti seinen Sastun befragte.

Dann nahmen wir das abgekühlte Gebräu mit hinüber ins Steinhaus, wo Panti eine Mischung aus Weinraute, Weihwasser und heiligem *Esquipulas*-Stein herstellte. Er reichte ihr das Gemisch in einem Flaschenkürbis, und ich erwartete eigentlich, daß sie diesen auf den Boden schmeißen würde. Statt dessen trank sie die gesamte Flüssigkeit aus – die erste vernünftige Handlung seit ihrem Eintreffen.

Gleich deutete sie an, daß sie sich übergeben müsse. Panti und ich führten sie hinaus, wo sie sich an den

Stamm eines Bitterorangenbaumes lehnte. Sie jammerte und stöhnte und stammelte unverständliche Wörter. Dann erbrach sie Schleim und die ekelerregendste Flüssigkeit, die ich jemals gerochen habe. Mein Gesicht begann zu brennen, und das Herz schlug mir bis zum Hals.

Während die Frau würgte und spuckte, sprach Panti beruhigend auf sie ein. »Das ist ausgezeichnet, *mamasita*. Bald wird es dir bessergehen, das kann ich versprechen.« Er ging zurück ins Haus und rief mir zu: »Bleib bei ihr, Rosita!«

Der abscheuliche Geruch betäubte meine Sinne, und ich wäre am liebsten davongelaufen. Allerdings mußte sich jemand um sie kümmern, und es spielte keine Rolle, ob ich an Schwarze Magie glaubte oder nicht. Die kranke Frau brauchte in jedem Fall meine Hilfe.

Ich nahm Angelina in den Arm und streichelte ihr die Stirn, während Panti die Söhne nach möglichen Feinden ausfragte. Gab es mißgünstige Nachbarn oder verärgerte Verwandte? Die Männer erwähnten den früheren Freund ihrer Schwester. Angelina hatte ihn erst kürzlich als Ehemann ihrer Tochter abgelehnt. Am Dienstag, bevor sie krank geworden war, hatte die Mutter des Freundes Angelina noch besucht, um sie umzustimmen. Als das erfolglos war, hatte sie bei ihrem Aufbruch ärgerlich gerufen: »Dein Stolz wird Unheil über dieses Haus bringen, du wirst schon sehen.«

Don Elijio setzte die Befragung fort. Vermißte die Familie persönliche Gegenstände oder Fotos? Diese wurden oft benötigt, um einen bösen Fluch auszusprechen. Hatten sie in der Nähe des Hauses oder sogar in einem der Zimmer irgendwelche *pachingos* (Woodoo-Puppen) gefunden? Als dies verneint wurde, forderte Panti sie auf, bei ihrer Rückkehr unter den Habseligkeiten der Mutter in der Nähe der Tür nach *pachingos* zu suchen. Dann bestätigte Don Elijios Sastun, daß die ärgerliche Mutter des verschmähten Bewerbers einen Schwarzmagier beauftragt hatte, einen bösen Fluch gegen Angelina auszusprechen.

Diese Nachricht brachte die Söhne in Rage, und sie baten Panti auf der Stelle, ihnen bei ihrer Rache behilflich zu sein. »Wir wollen, daß diese schändliche Frau ebenso leidet wie unsere Mutter. Wir zahlen Ihnen, was Sie wollen.«

Panti hob die Hände, um diese Diskussion zu unterbinden. »Ich werde eure Mutter heilen. Dazu bin ich in der Lage, weil Gott mir diese Fähigkeiten gegeben hat, aber ihr müßt woanders hingehen, wenn ihr Unheil über irgend jemanden bringen wollt.«

Ich half Angelina, sich wieder auf den Hocker zu setzen, und wischte ihr Gesicht mit einem Tuch ab, das ich in kaltes Wasser getaucht hatte. Eine Träne rollte über ihre Wange und fiel auf meine Hand. Und mit dieser einsamen Träne verschwand all meine Furcht; sie wurde aufgesaugt durch einen kleinen Tropfen seelischer Regung. Ich schämte mich, daß ich noch vor kurzem davonlaufen wollte.

Panti versuchte die jungen Männer zu beruhigen und sagte ihnen, er müsse ihre Mutter noch etwa eine Stunde behandeln, bevor sie sie mit nach Hause nehmen könnten. Er schien mit dem momentanen Zustand der Frau durchaus zufrieden, denn er setzte sich in seinen Lehnstuhl, um sich ein wenig auszuruhen.

Woher er wisse, daß es sich um Schwarze Magie

handelte, fragte ich ihn. »Die Symptome waren eindeutig«, erklärte er. »Die Mutter des Jungen hat ja ihre
Absichten eindeutig kundgetan. Außerdem beginnen
Flüche dieser Art gewöhnlich an einem Dienstag.«
Und es gab noch einen weiteren Hinweis: Ihr Puls war
stark, unregelmäßig und schnell und schlug außerdem weit oben im Arm.

»Es gibt keinen Mangel an Menschen, die andere
Leute mit bösen Flüchen belegen, aber es fehlt an
Menschen, die sie wieder heilen«, sagte Panti, während wir der Frau, die sich jetzt ruhig verhielt, erneut
von dem *Zorillo*-Gebräu zu trinken gaben, das sie mit
großen Schlucken hinunterstürzte. Dann zeigte er den
Söhnen, wie sie diese Mixtur zusammenstellen mußten und wie das schwelende Kopalharz unter einen
Hocker gestellt wurde, damit ihre Mutter vollkommen in den heilenden Rauch eingehüllt war.

»An diesem Donnerstag müßt ihr alle Türen und
Fenster schließen, bevor ihr mit der rauchenden Büchse in alle Räume geht und neunmal hintereinander
sagt: ›Alles Böse verlasse diesen Ort, da es soviel Unheil anrichtet. Im Namen des Vaters, des Sohnes und
des Heiligen Geistes.‹«

Nach Pantis Aussage würde es neun Tage dauern,
bis die Patientin geheilt war. »Dann wird der böse
Geist völlig aus ihrem Körper verschwunden sein,
ebenso wie die Effekte, die von ihm hervorgerufen
werden«, sagte er. »Es handelt sich um einen sehr bösen Geist, vielleicht um den Satan persönlich. Manchmal erledigt er solche Arbeiten selbst, besonders
wenn sein Opfer ein rechtschaffenes und frommes
Leben geführt hat. Aber macht euch keine Sorgen,
meine Söhne, Gott ist auf meiner Seite.«

»Don Elijio, sind Sie bei dieser Arbeit nicht selbst in Gefahr? Wie schützen Sie sich davor, von den bösen Geistern getötet oder verletzt zu werden?« fragte Roberto.

»Ich hatte einen sehr guten *maestro*. Keiner kann mir etwas antun, da ich durch seinen Geist geschützt bin.« Jerónimo hatte ihm spezielle Gebete und Teemixturen verraten, die er an neun Freitagen trinken mußte.

»Nein, nein, sie können sich anstrengen, soviel sie wollen, aber sie können mir nichts antun. Ich weiß, daß sie sehr böse auf mich sind, da ich ihre schmutzigen Machenschaften tagtäglich unterbinde. Leider gibt es nur noch wenige Menschen, die das Böse bekämpfen.«

Er glaubte, daß der *maldad*-Mißbrauch in den letzten Jahren stark zugenommen hatte, besonders nachdem in den fünfziger Jahren ein Buch in den USA aufgetaucht war, in dem zahlreiche böse Flüche und Zauberformeln abgedruckt waren.

»Dort kann man direkt nachlesen, wie man seinen Nachbarn verflucht und Frösche und andere Tiere benutzt, um sich mit seinen Gebeten direkt an den Satan zu wenden. Es ist wirklich unglaublich. Und ich muß dann wieder hart arbeiten, um die benötigten Zorillo-Wurzeln heranzuschaffen. Vor dreißig Jahren habe ich jährlich einige Pfund benötigt, jetzt brauche ich jeden Monat hundert oder mehr. Aber wie lange wird es noch möglich sein, so viele Wurzeln auszugraben? Was werden wir machen, wenn uns die *Zorillo* ausgeht?«

Angelina übergab sich von Zeit zu Zeit, und im dunklen, der tropischen Hitze voll ausgesetzten

Steinhaus begann es langsam fürchterlich zu stinken. Alles, was Panti dazu sagte, war: »Das ist gut. Das befreit den Körper von diesem gemeinen Schurken. Noch ist er im Körper, aber er hat Angst und sucht nach einer Möglichkeit zu entkommen. Bald wird er verschwunden sein, und eure Mutter ist dann so wie früher.«

»Wieviel schulden wir Ihnen für das Leben unserer Mutter, *papá*?« fragte Roberto mit Tränen in den Augen. Panti setzte sich in seinen Sessel, der wegen seines Alters an vielen Stellen bereits abgeschabt war, und antwortete: »Was immer ihr mir geben wollt.« Daraufhin händigten ihm die Männer eine Summe von etwa hundert Dollar aus.

Zehn Tage später brachten Roberto und José ihre Mutter zu einer Art Nachuntersuchung. Ich konnte die Veränderung, die mit der Frau vor sich gegangen war, kaum fassen. Sie sah jetzt sauber und ordentlich gekleidet aus, lächelte freundlich und schien völlig normal zu sein.

Ihre Söhne sagten: »*Tatito*, wir haben unsere Mutter noch einmal hierhergebracht, um Ihnen und Gott zu danken.«

Angelina trat vor, um, wie es in Lateinamerika Brauch ist, Pantis Hand zu küssen. »Ich danke Ihnen, daß Sie mein Leben gerettet haben, *señor*!« sagte sie unterwürfig.

»Das war nichts Besonderes. Die bösen Geister haben keine wirkliche Macht«, erklärte Panti, während er ihren Puls fühlte und neun Gebete sprach, damit sich ihr Zustand nicht wieder verschlechterte.

Einer ihrer Söhne berichtete, daß sich die Mutter, kurz nachdem sie nach Hause gekommen waren, bereits besser gefühlt hatte und sich nicht einmal mehr an ihr vorheriges Verhalten erinnern konnte.

»Von Zeit zu Zeit fiel sie allerdings in ihren krankhaften Zustand zurück und begann zu sabbern und unverständliches Zeug zu reden. Daraufhin verbrachte meine Schwester den folgenden Freitagabend mit ihr. Während der gesamten Nacht beteten sie und verbrannten Kopalharz, und erstmals, nachdem sie krank geworden war, mußten wir unsere Mutter nicht ans Bett fesseln.«

Am siebten Tag schien sich Angelina vollständig erholt zu haben, aber die Familie führte die Behandlung noch zwei Tage fort, da Panti es so angeordnet hatte.

Es war ein Glück, daß die Söhne mit ihrer Mutter zu Panti gekommen waren, dachte ich. Hätte man sie in eine normale Praxis gebracht, wäre sie wahrscheinlich unter Drogen gesetzt worden und für den Rest ihres Lebens in einer Heilanstalt verschwunden, wo niemand die Möglichkeit der Besessenheit durch einen Dämon auch nur in Erwägung gezogen hätte.

Später fragte ich Panti, wie er den Unterschied zwischen Besessenheit und Geisteskrankheiten, die seiner Ansicht nach auch natürliche Ursachen haben, feststelle. »Wäre sie geisteskrank gewesen«, antwortete er, »hätte ich ihr wahrscheinlich nicht so einfach helfen können. Geisteskrankheiten lassen sich sehr viel schlechter heilen und sind manchmal sogar völlig unheilbar.«

Als Angelina und ihre Söhne gegangen waren, erwähnte Panti noch, daß Geisteskrankheiten durch übermäßige Grübelei verursacht würden. Menschen verlören den Verstand, weil sie sich zu viele Gedan-

ken über Dinge machten, die sie sowieso nicht ändern könnten – über eine unglückliche Vergangenheit beispielsweise oder eine ungewisse Zukunft.
Kein Psychologe hätte das besser ausdrücken können.

20

Evangelisten contra Naturheiler

Die ersten Anzeichen, daß sich etwas zusammenbraute, spürte ich an einem Samstagmorgen, als wir zum Einkaufen in San Ignacio waren.

Crystal und ich befanden uns gerade in einem Schreibwarenladen, als wir einen anderen Kunden beiläufig bemerken hörten: »Eigentlich wollte ich meine gelähmte Tochter zu Don Elijio bringen, aber ich habe gehört, daß die Evangelisten morgen in die Stadt kommen. Daher werde ich lieber zu ihnen gehen.«

Ich machte mir darüber zunächst keine weiteren Gedanken. Viele Mittelamerikaner waren in den fünfziger Jahren, als große Erweckungswellen über das Land schwappten, zum Protestantismus übergetreten. Von Zeit zu Zeit kamen nun immer wieder Wanderprediger mit generatorenbetriebenen Lautsprecheranlagen in die Dörfer und Städte und versprachen, Körper und Geist zu heilen.

Als ich am nächsten Mittwoch zu meinem regelmäßigen Dreitage-Aufenthalt nach San Antonio kam, wurde mir jedoch schnell klar, daß sich etwas verändert hatte. Da mich die Leute inzwischen gut kannten, wurde ich normalerweise von lärmenden Kindern, freundlich lächelnden Frauen und bellenden Hunden begrüßt. Heute liefen jedoch nur die Hunde um mich herum.

Don Elijio saß in seinem Steinhaus. Es war ungewöhnlich, ihn um diese Zeit allein anzutreffen. Auch an seinem Gesicht konnte ich erkennen, daß irgend etwas nicht stimmte.

»Die ganze Woche ist noch kein Patient dagewesen«, grollte er ärgerlich, als ich meine Tasche ablegte. In der Regel hatte Don Elijio etwa hundert Patienten pro Woche, aber dieses Mal waren tatsächlich nur eine Frau aus Guatemala und ein Vater mit seinem Sohn aus Belmopan dagewesen.

Als ich Panti 1983 kennenlernte, hatte er sich eine gutgehende Praxis aufgebaut, die ausschließlich durch Mund-zu-Mund-Propaganda funktionierte. Normalerweise hatte er täglich bis zu dreißig Patienten, aber es konnte auch geschehen, daß nur wenige oder gar keine Menschen kamen. Das waren ausgesprochen traurige und einsame Tage für Don Elijio. Er saß dann an seinem Tisch und schien nachzugrübeln, warum sich niemand meldete. Bei jedem Geräusch schreckte er auf, in der Hoffnung, es sei ein Patient.

»Meine Patienten sind mir davongelaufen«, jammerte er, »und schuld sind diese Rattenfänger. Ihnen verdanke ich es, daß keiner kommt.«

Die Rede war von den Wanderpredigern, die am Sonntag eingetroffen waren und nun ein einwöchiges Erweckungstreffen im nahe gelegenen Cristo Rey veranstalteten. Während der Erweckungsbewegung hatten viele Menschen die Gottesdienste, Festtage und die Heiligen der katholischen Kirche gegen eine einfachere Lehre eingetauscht: Jesus ist der einzige, der einen Weg aus der Hölle weisen kann.

Es waren aber nicht nur die katholischen Heiligen und die Jungfrau von Guadalupe, die ihre Bedeutung verloren, sondern auch Ix Chel und die anderen Maya-Geister, denn die neue Lehre verlangte eine vollständige Abkehr von der Lebensweise der alten Maya und von ihrem Glauben.

Während der Woche, in der die Wanderprediger ihre Veranstaltungen in der Nähe durchführten, um Seelen für ein Leben mit Jesus im Paradies zu retten, war Don Elijio ein sehr einsamer Mann. Das lag nicht zuletzt daran, daß er in doppelter Hinsicht einen Anachronismus darstellte, denn sein Glaube setzte sich aus einer Kombination von Maya-Religion und katholischer Lehre zusammen. Seine Art des Katholizismus war mit vielen Aspekten des Maya-Glaubens durchsetzt, und in seinem Herzen gab es keine Intoleranz.

»Jeden Abend höre ich die Lautsprecher aus Cristo Rey – das Gegröle und Geschrei«, jammerte er. »Und die Menschen hier wollen nichts mehr von mir hören. Nur noch Halleluja, Halleluja, Bruder, und gib den Klingelbeutel weiter.

Aber ihre Behandlungen halten nicht lange vor«, fügte er hinzu. »Ich habe es mit meinen eigenen Augen gesehen. Die Patienten fuchteln mit den Armen herum, fallen in Ohnmacht, schreien und stehen dann geheilt auf. Aber einige Tage danach ist alles vorbei. Die Krankheit kehrt zurück, und dann kommen sie wieder zu mir und suchen meinen Rat.

Sie verstehen die ganze Sache einfach nicht«, sagte er. »Es ist ihr eigener Glaube, der sie heilt, und nicht die Predigt der Evangelisten.«

Wanderprediger zu werden war nicht weiter schwierig. Das machte einen Teil des Reizes aus, den diese Bewegung ausübte. Nahezu jeder konnte sich bereits nach wenigen Monaten Prediger nennen, wogegen ein katholischer Priester nicht nur eine jahrelange Ausbildung absolvieren, sondern außerdem noch das Zölibatsgelübde ablegen mußte. Und wie ich aus eigener Erfahrung wußte, war es nicht weniger schwierig, ein *H'men* zu werden.

Die Evangelisierung war einer der Hauptgründe dafür, daß so wenige junge Menschen die alten Maya-Bräuche übernehmen wollten. Auch aus Don Elijios Familie waren im Laufe der Jahre viele Angehörige zum evangelischen Glauben übergetreten und seither kaum noch bereit, den ehrwürdigen alten Mann in ihrer Familie zu tolerieren.

Er schien untröstlich. »Die Menschen haben mich vergessen«, jammerte er immer wieder. Ich gab ihm das Geschenk, das ich mitgebracht hatte – eine Flasche Wintergrünöl –, und erzählte ihm, wie sehr ich ihn mochte und daß ich ihm stets zur Seite stehen würde. Anschließend massierte ich ihn und rieb ihm dabei das Öl in seine verspannten Muskeln.

Nach der Massage besserte sich seine Laune, aber er war immer noch besorgt. Er brauchte seine Patienten ebensosehr, wie diese ihn benötigten. Sie waren seine Familie, sein Publikum, sein Lebensinhalt. Ihnen verdankte er die Energie, die es ihm ermöglichte, bis zu dreißig Patienten an einem Tag zu behandeln, um sich nach dieser anstrengenden Tätigkeit ganz augenscheinlich besser zu fühlen als vorher. Ohne sie war sein Dasein ohne Sinn und Ziel, und er trauerte in diesen Phasen weit häufiger um Chinda als gewöhnlich.

Mir ging es im Grunde ähnlich. Auch ich hatte festgestellt, daß ich mich nach einer Behandlung oder Beratung wie neugeboren fühlte, selbst wenn ich vorher müde oder abgespannt gewesen war. Mir erschien der Umstand, daß die Hilfe, die man den Patienten zukommen ließ, in gewisser Weise zurückfloß, wie ein Geschenk Gottes an die Menschen, die Kranke behandelten.

Am späten Vormittag machten wir uns daran, Heilkräuter zu verarbeiten. Um ihn aufzuheitern, erzählte ich ihm, daß ein lokaler Fernsehsender an mich herangetreten war, da man – als Auftakt einer Serie über das Leben in Belize – einen Dokumentarfilm über Don Elijio und seine Arbeit drehen wollte.

Don Elijio, inzwischen zweiundneunzig Jahre alt, hatte noch nie eine Fernsehsendung gesehen und daher auch keine Vorstellung von einem Dokumentarfilm. Das Fernsehen hielt erst in den späten siebziger Jahren in Belize Einzug, und da es in San Antonio immer noch keinen elektrischen Strom gab, gehörten Fernsehsendungen auch nicht zum Alltag des Dorfes. Ich sagte ihm, durch einen Dokumentarfilm wüßten spätere Generationen noch, wie er ausgesehen habe und daß ein Mann, der niemals eine Schule besucht habe, bei den Menschen gefragter gewesen sei als ein Minister der Regierung.

»Ja, ja, das ist wahr«, nickte er. »Bring sie nur her, wenn du willst«, forderte er mich auf, bevor er wieder in Trübsal verfiel.

Nach dem Mittagessen kam der von Angel gefahrene Nachmittagslastwagen, und ich war dankbar, als mit Doña Rosa ein bekanntes Gesicht in der Tür auftauchte.

Doña Rosa war eine von Don Elijios ersten Patientinnen gewesen, als Chinda noch lebte und er gerade mit seiner Praxis angefangen hatte. Sie war wie Panti fast immer zu einem Lachen aufgelegt und stets bereit, eine ihrer Geschichten zum besten zu geben. Wenn sie aus ihrem Heimatort Benque nach San Antonio kam, um Kleider, Töpfe, Pfannen, Handtücher und Kosmetikartikel zu verkaufen, besuchte sie auch ihren alten Freund Don Elijio.

Rosa hatte in den letzten Jahren versucht, etwas über Heilpflanzen und Gebete zu lernen, so daß sie inzwischen einige Krankheiten selbst behandeln konnte. Allerdings wollte sie nichts mit bösen Geistern zu tun haben, und sie wagte sich auch nicht an chronisch oder schwer erkrankte Patienten, sondern verwies diese Fälle stets an Don Elijio.

Als sie in der Tür erschien, hellte sich Pantis Gesicht augenblicklich auf. »Ah, ich habe heute wieder einen regelrechten Rosengarten um mich versammelt«, sagte er, ein Spruch, den er stets zum besten gab, wenn Rosa und ich gleichzeitig in San Antonio waren.

Wir scherzten, daß wir aber Rosen mit Dornen seien, und er antwortete schamlos: »Kommt ruhig beide her und versucht, mich zu stechen, damit das Blut fließt. Ihr werdet sehen, ich habe reichlich Blut.«

Doña Rosa blieb über Nacht, und wir verbrachten trotz der störenden Geräusche der Predigten, die aus der Ferne zu uns herüberklangen, einen fröhlichen Abend.

Am nächsten Morgen befand sich Don Elijio allerdings wieder in seinem depressiven Gemütszustand. Er hatte keine Lust, in den Urwald zu gehen, da er genug Vorräte im Haus hatte. Was er brauchte, waren Patienten. Und um die Sache auf die Spitze zu treiben, erschienen auch noch einige Männer des Dorfes, die gerade von einem der Erweckungstreffen zurückkamen und Panti aufforderten, seine Praxis aufzugeben. »Deine Arbeit ist Teufelswerk«, sagten sie ihm.

Das war zuviel. Don Elijio richtete sich auf und sagte empört: »Das ist nicht wahr. Ich habe keinen Pakt mit dem Satan geschlossen. Ich arbeite nur mit Gott und den neun Maya-Geistern zusammen. Mit dem Teufel habe ich nichts zu tun. Meine Aufgabe besteht darin, den Menschen zu helfen. Es ist noch niemand hier hereingekommen, der hinterher hinausgetragen werden mußte, aber viele wurden hereingetragen und sind hinterher aufrecht hinausgegangen.«

Die drei Männer rutschten unbehaglich auf ihren Stühlen umher. Zumindest zwei von ihnen kannte ich als frühere Patienten.

»Ich schlage euch einen Handel vor«, fuhr Don Elijio fort, der seine Stimme erstaunlicherweise gut unter Kontrolle hatte. »Ihr gebt mir jeden Tag fünfundzwanzig Dollar, damit ich leben kann. Zwar verdiene ich an manchen Tagen bis zu zweihundert Dollar, aber ich bin nicht geldgierig und will euch nicht um eine so hohe Summe bitten. Allerdings dürft ihr nicht von mir verlangen, daß ich in der Bibel lese, denn ich kann nicht lesen. Und ich werde auch nicht in die Hände klatschen und mit den Füßen stampfen, da ich Rheumatismus habe. Wenn ihr diese Bedingungen erfüllt, werde ich meine Arbeit auf der Stelle aufgeben.«

Die Männer verschwanden und belästigten ihn nie wieder.

Glücklicherweise kam kurz danach Doña María vorbei. Ihr Ehemann Manuel Tzib war Chindas Onkel und gehörte um die Jahrhundertwende zu den ersten

Siedlern in San Antonio. Auch von ihm hatte Don Elijio einiges gelernt, nachdem er sich entschlossen hatte, Naturheiler zu werden.

María kam zweimal in der Woche vorbei, reinigte das Haus, holte die schmutzige Wäsche und brachte Panti Korinthenbrötchen oder andere Leckereien vorbei. Im Gegenzug unterstützte Panti sie und ihren mittlerweile 107jährigen Mann finanziell.

Nachdem sie die Wäsche eingeräumt und den Fußboden gefegt hatte, setzte sie sich, um ein wenig zu plaudern. Ihr Mann, der das Haus praktisch überhaupt nicht mehr verließ, hatte eine Erkältung. Don Elijio schüttete ihr sofort einige Heilkräuter in die Schürze und wies sie an, daraus einen speziellen Tee herzustellen, den er älteren Menschen häufig verschrieb.

»Alle haben im Moment eine Erkältung«, sagte Doña Rosa. »Auch mein Mann und meine Tochter sitzen niesend und schniefend zu Hause.«

»Das ist nur natürlich«, sagte Don Elijio.

Ich stimmte zu. »Wir werden hoffentlich nie ein Mittel gegen Erkältung finden«, sagte ich, »denn es handelt sich dabei um eine Maßnahme des Körpers, sich regelmäßig selbst zu reinigen. Wenn wir diese Krankheit erfolgreich bekämpfen, werden schwerwiegendere Erkrankungen die Folge sein.«

»Ja, es ist gut, wenn der ganze Dreck von Zeit zu Zeit einmal aus dem Körper herauskommt«, bestätigte Don Elijio meine Theorie.

Doña María erhob sich und machte sich auf den Heimweg. Einige Tage später brachen auch Doña Rosa und ich gemeinsam auf, wobei wir uns ein wenig Sorgen machten, wie es Don Elijio allein ergehen würde. Wir trösteten uns damit, daß es ja außer uns auch noch Angel, lsabel und ihre elf Kinder gab, die stets in seiner Nähe waren.

Dennoch waren es schwere Wochen für Don Elijio. So kam mir der Beginn der Dreharbeiten zu dem Dokumentarfilm gerade recht, um ihn auf andere Gedanken zu bringen. Ich traf mich mit den Filmleuten in San Ignacio, und wir fuhren zusammen nach San Antonio, um den alten *H'men* ins rechte Licht zu rücken.

Ich kann mich gut erinnern, daß Don Elijio mich bat, sein Haar zu kämmen und ihm dabei zu helfen, eine angemessene Kleidung herauszusuchen. Er wirkte entspannt und benahm sich vor der Kamera so gewandt, als hätte er diese Arbeit schon unzählige Male gemacht.

Nachdem die Erweckungsprediger die Gegend wieder verlassen hatten, kamen seine Patienten – wie vorausgesagt – mit einem verlegenen Gesichtsausdruck zu ihm zurück. Selbst einer der Männer, die ihn aufgefordert hatten, seine Praxis zu schließen, erschien eines Tages mit einem schmerzenden, geschwollenen Kiefer in der Praxis.

Die Dokumentation, die einen Monat später im Fernsehen lief, war ein großer Erfolg und mußte mehrfach wiederholt werden. Don Elijio wurde dadurch noch bekannter, so daß eine Zeitlang sogar doppelt so viele Patienten kamen wie vorher.

21

Mein erster großer Heilerfolg

An einem herrlich kühlen, sonnigen Winternachmittag Ende Dezember kam ein Lastwagen auf die Ix-Chel-Farm gefahren. Rolando, der inzwischen bei uns angestellt war, holte mich aus dem Garten, wo ich gerade von schmackhaften Salatköpfen und Kräutern träumte, die hoffentlich bald auf unserem Tisch landen würden.

»Da ist ein Mann, der Sie sprechen möchte«, sagte Rolando leise, als wolle er mich nicht aus meinen Träumen aufschrecken.

»Hat er gesagt, was er will?« fragte ich, wenig geneigt, meinen Garten zu verlassen.

»Es geht um sein krankes Kind.«

»Sag ihm, er soll auf der Veranda warten, und gib ihm ein Glas Wasser. Ich komme, wenn ich mich ein wenig frisch gemacht habe«, sagte ich.

Ein Paar, beide etwa Mitte Dreißig, saß auf der palmgedeckten Veranda, die Greg gerade erst gebaut hatte. Die Frau trug ein etwa achtjähriges Mädchen auf dem Schoß, das in den Armen der Mutter einen ungelenken Eindruck machte und dessen ausgestreckte Beine irgendwie schief wirkten. Ich machte mich auf eine ungewöhnliche Geschichte gefaßt.

»Guten Tag«, sagte ich. »Ich bin Rosita. Was kann ich für Sie tun?«

»Wir sind gekommen, weil unsere Tochter krank ist, todkrank sogar, und kein Arzt bisher in der Lage war, ihr zu helfen«, sagte der Mann. »Seit über drei Wochen kann sie ihre Beine nun schon nicht mehr bewegen. Die Ärzte haben uns nach Hause geschickt. Sie wissen nicht, wo das Problem liegt, und können unser Kind daher auch nicht behandeln. Einer von ihnen hat allerdings vorgeschlagen, wir sollten es einmal mit Massage versuchen. Wenn ich reich wäre, würde ich unsere Tochter nach Merida, Miami oder Guatemala-City schicken, aber ich bin nicht reich, und da die Leute sagen, Sie seien sehr geschickt und hätten viel von Don Elijio gelernt, sind wir gekommen, um Sie um Ihre Hilfe zu bitten, Doña Rosita.«

»Erzählen Sie mir bitte, was passiert ist«, forderte ich ihn auf.

Die Mutter seufzte und sagte: »Vor ungefähr zwei Monaten bekam Shajira eine Grippe. Es erwischte sie so schlimm, daß ich sie längere Zeit nicht in die Schule schicken konnte. Normalerweise erholen sich meine Kinder recht schnell von einer Erkältung oder einer Grippe, aber dieses Mal konnte Shajira das Bett drei Wochen nicht verlassen. Und dann sagte sie eines Morgens plötzlich, ihr ganzer Körper tue ihr schrecklich weh und sie sei nicht mehr in der Lage aufzustehen.

Wir brachten sie sofort in das Krankenhaus nach Belmopan«, fuhr sie fort. »Von dort schickte man uns nach Belize-City, wo das Kind zehn Tage zur Beobachtung blieb. Dann hieß es, keine der Untersuchungen habe Aufschluß darüber gegeben, warum sie gelähmt sei. Die Ärzte verschrieben uns einige Medikamente, aber davon mußte sich das Kind nur übergeben, so daß wir sie absetzten. Auch die Schmerztabletten, die sie uns mitgaben, machten Shajira nur schläfrig und führten zum Erbrechen. Da wir nicht wollten, daß unsere Tochter Schmerzen hat, gaben wir ihr Aspirin, aber auch das half nur wenig.

Es ist nun bereits drei Wochen her, daß man sie aus dem Krankenhaus entlassen hat, und bisher zeigt sich keine Besserung. Sie kann nicht gehen und hat von der Hüfte abwärts praktisch kein Gefühl mehr. Außerdem hat sie Fieber, leidet an Appetitlosigkeit, ist häufig teilnahmslos und weint sehr viel, weil sie Angst hat, nie wieder laufen zu können. Können Sie uns helfen?«

Ich atmete tief durch und schaute mir die kleine Shajira an. Sie war ein hübsches Kind mit einem warmen Terrakottateint, glänzenden schwarzen Haaren und großen, sanften Augen.

»Bringen Sie Ihre Tochter bitte ins Behandlungszimmer, damit ich sie mir genauer ansehen kann«, sagte ich. Unglücklicherweise war Greg gerade in den Vereinigten Staaten, um seine Eltern zu besuchen. Ich vermißte ihn sehr, denn gerade bei schweren Fällen arbeiteten wir eng zusammen.

Ich untersuchte das Kind und stellte fest, daß ihr Rücken einige wunde Stellen aufwies, jedoch keine Schwellungen im Bereich der Wirbelsäule. Im unteren Teil des Rückens war die Rückgratmuskulatur gespannt und steif.

Shajira reagierte auf Kitzeln und Kneifen, was ich sehr ermutigend fand, aber jedesmal, wenn ich Druck auf die rechte Seite ihres Rückens ausübte, schrie sie vor Schmerz auf und versuchte, sich vom Massagetisch herunterzuwinden. Nach und nach wurde ich immer sicherer, daß ich in der Lage sein würde, ihr zu helfen. Ich wußte nicht genau, ob sie ihre Beine und ihren Körper hinterher wieder richtig würde benutzen können, aber ich war sicher, daß die generelle Diagnose stimmte.

Es hatte Jahre gedauert, bis ich mit den Heiltechniken und Pflanzen von Don Elijio so vertraut war, daß ich mich getraute, sie auch in meiner eigenen Praxis anzuwenden. Und dieser Fall schien eine gute Gelegenheit, sein und mein Wissen miteinander zu verbinden.

Ich sagte Shajiras Eltern, meiner Meinung nach habe sich durch die Grippeviren ein Entzündungsherd gebildet, und zwar genau an der Stelle der Wirbelsäule, an der bestimmte Nervenstränge ansetzten. Dadurch sei vermutlich die Bewegungsunfähigkeit entstanden.

»Sie wird für eine Weile wöchentlich zwei chiropraktische Behandlungen benötigen und zahlreiche Dampfbäder. Außerdem würde ich ihr gern etwas gegen die Viren geben. Sind Sie bereit, diese Therapie durchzuführen?« fragte ich die besorgten Eltern.

»Wir haben keine andere Hoffnung, Doña Rosita«, sagte der Vater. »Ich danke Gott, daß Sie hier sind und daß es eine Hoffnung für unsere Tochter gibt. Wir haben vier weitere Kinder, die alle stark und kerngesund sind. Auch Shajira ist vorher nie ernsthaft krank gewesen, und ich kann es kaum ertragen, sie so leiden zu sehen. Oft genug sitzt sie traurig am Fenster und schaut ihren Brüdern und Spielkameraden zu, wie sie herumtollen. Ja, natürlich stimmen wir zu. Wir tun, was immer Sie von uns verlangen.«

Ich massierte die kleine Shajira, wobei ich mich speziell auf den unteren und oberen Rückenbereich konzentrierte. Sie wimmerte und weinte, wenn ich den Druck verstärkte, um die Blutzirkulation und die Nervenströme anzuregen. Es tat mir leid, daß ich ihr weh tun mußte, aber ich erinnerte mich an die Worte eines unserer Professoren am College, der stets gesagt hatte: »Manchmal muß es schmerzen, damit es hilft.«

Ich versuchte, die Behandlung so sanft und vorsichtig wie möglich durchzuführen, wobei ich zu ihrer Entspannung immer wieder ihren Hals und ihre Schultern massierte. Sie war ganz offensichtlich erleichtert, als ich endlich fertig war.

Ich überließ es den Eltern, das Kind anzukleiden, und bat sie, anschließend auf meiner Veranda zu warten. Unterdessen suchte ich Pflanzen für die *Che Che Xiv*, eine Mischung von Heilkräutern, die bei Lähmungen angewendet wird.

Als erstes fand ich den *Eremuil*-Baum und betete zu den Geistern, bevor ich die Blätter abpflückte. Dann entdeckte ich die *Xiv Yak Tun Ich* oder Flamingoblume, deren auffällige Blüten im Wind flatterten, als wollten sie mir bei der Suche behilflich sein. Um den letzten Bestandteil der Mischung, den *Palo Verde* oder Wasserdost, zu finden, brauchte ich allerdings etwas länger; ich mußte das steile Flußufer hinunterklettern und dem steinigen, fast ausgetrockneten Flußlauf eine Weile folgen, bis ich das Kraut schließlich vor mir sah.

Die Suche hatte ungefähr dreißig Minuten gedauert, und die Eltern waren ganz offensichtlich erleichtert, als ich mit dem gefüllten Baumwollsack zurückkam. Ich trug ihnen auf, sie sollten zwei große Hände voll Blätter etwa zehn Minuten lang in zwanzig Liter Wasser kochen. »Dann stecken Sie Shajira und den

Topf mit der dampfenden Kräuterflüssigkeit unter eine warme Decke, wobei nur der Kopf herausschauen darf.«

Seit einiger Zeit hatte ich auch begonnen, Don Elijios Warnungen vor den Winden etwas ernster zu nehmen, besonders in Fällen von Lähmungen und Muskelkrämpfen. Daher fügte ich hinzu: »Schließen Sie alle Türen und Fenster, denn wenn sie nach dem Dampfbad im Zug sitzt, ist es möglich, daß sich ihr Zustand sogar noch verschlechtert. Bitte achten Sie sehr sorgfältig darauf, *mamá*.«

Die Mutter schaute mich überrascht an, daß ich etwas über die Gefahren des *Viento* wußte, denn die meisten Fremden taten diese Sache als einen örtlichen Aberglauben ab.

Schließlich füllte ich in unserer Werkstatt noch eine Flasche *Tres Puntas-Tinktur* aus einem Vorratsgefäß ab und gab sie den Eltern.

»Geben Sie Shajira dreimal täglich vor den Mahlzeiten einen Teelöffel dieser Arznei. Morgen sollte sie außerdem ein Abführmittel bekommen. Haben Sie eines im Haus?«

»Meine Großmutter weiß viel über Pflanzen und kennt sicher auch Kräuter, die sich als Abführmittel verwenden lassen«, antwortete die Frau. »Ich werde sie um Hilfe bitten.«

»Geben Sie Shajira vierzehn Tage lang viel Papayasaft, Zitronenlimonade und kalorienarme Mahlzeiten«, instruierte ich die Eltern weiter. »Kommen Sie übermorgen zu einer weiteren Behandlung hierher. Die Kräuter für das Dampfbad werden ungefähr eine Woche reichen. Danach werde ich Ihnen frische holen.«

Beide nickten glücklich.

»Bevor Sie gehen, möchte ich mit Ihrer Erlaubnis noch einige Maya-Gebete für Shajira sprechen«, sagte ich.

»Aber natürlich«, antworteten sie gleichzeitig.

Für mich war es ein bewegender Moment. Ich fühlte ihren Puls, und aufgrund des Rhythmus wußte ich sofort, welches Gebet ich benutzen mußte. Ich sprach es dreimal, während ich ihr rechtes Handgelenk hielt, dreimal, während ich ihr linkes Handgelenk umfaßte, und dreimal, während ich ihre Stirn berührte. Dabei schaute ich auf das Kind hinab, das sich ängstlich im Schoß der Mutter verkrochen hatte, und spürte ein starkes Bedürfnis, ihm zu helfen. Daher sprach ich noch ein zusätzliches Gebet für mich selbst. Dann kehrte die Familie nach Hause zurück.

In den nächsten Monaten kamen Shajira und ihre Eltern zweimal in der Woche, um das Kind behandeln zu lassen und neue Heilkräuter zu holen. Während des ersten Monats trat keine Besserung ein. Dennoch verlor keiner von uns die Geduld. Wir trösteten uns gegenseitig und bestärkten uns darin, mit der Behandlung fortzufahren. Ich besprach mich mehrmals mit Don Elijio, der meine Vorgehensweise vollkommen guthieß.

Nach der fünften Woche war Shajira in der Lage, ohne fremde Hilfe aufzustehen. In der sechsten Woche konnte sie zögernde Schritte ausführen, wobei sie ihr rechtes Bein allerdings noch nachzog. Zu Beginn des dritten Monats konnte sie schon vom Auto bis ins Behandlungszimmer gehen, und eine Woche später besuchte sie erstmals seit Ausbruch der Krankheit wieder die Schule.

Nach zwölf Wochen war Shajira fast vollständig wiederhergestellt. Zwar gab es immer noch schmerzende Stellen im Bereich der Wirbelsäule, aber die Gesamtsituation hatte sich deutlich verbessert, und sie konnte vor allen Dingen ihre Beine wieder voll bewegen.

Ich kann kaum beschreiben, wie glücklich es mich machte, sie auf dem Schulhof herumlaufen und spielen zu sehen.

22

Bedrohtes Wissen

Wie an unzähligen Tagen zuvor gingen Don Elijio und ich an diesem Morgen sehr früh in den Urwald, um Pflanzen zu sammeln. Heute waren wir hauptsächlich auf der Suche nach dem Billy-Webb-Baum, aus dessen silberfarbener Rinde stets nur lange, schmale Streifen herausgeschnitten wurden, um den Baum nicht zu schädigen.

In der Nähe des Dorfes wuchsen leider keine Billy-Webb-Bäume, so daß man über eine Stunde gehen mußte, um zum schmalen Urwaldpfad zu gelangen, der schließlich zur gesuchten Stelle führte. »Als ich damals mit meiner Arbeit anfing, befand sich meine *farmacia* direkt vor der Haustür«, erklärte er. »Das war Ende der dreißiger Jahre. In den sechziger Jahren mußte ich bereits eine halbe Stunde gehen, um in den unzerstörten Urwald zu gelangen, in dem meine wichtigsten Heilkräuter wachsen. Seit den achtziger Jahren ist schon ein Fußmarsch von einer Stunde notwendig, und zwar auf der Straße in glühender Hitze. Die hohen Bäume zu beiden Seiten des Weges, die den Menschen einst Schatten und den Tieren und Pflanzen Schutz boten, sind verschwunden. Statt dessen hat man dort Felder angelegt und neue Häuser gebaut, denn die Ansiedlungen breiten sich wegen der ständig steigenden Bevölkerungszahl ständig aus.«

Es war ein herrlicher Tag, und wir waren glücklich, daß wir uns zusammen in der freien Natur aufhalten konnten. Don Elijio wirkte außerordentlich gut gelaunt und erzählte den ganzen Morgen Geschichten oder machte Späße. Schließlich fanden wir die Billy-Webb-Bäume und sprachen unsere Gebete für die Geister der Bäume, bevor wir mit unserer Arbeit begannen. Er zeigte mir, wie die Rinde mit der Machete abgeschält wurde. Wichtig war vor allen Dingen, daß man erst etwa einen Meter über der Erde damit begann, um zu verhindern, daß durch den Regen bakterienverseuchte Erde in die frische Wunde gelangte.

Anschließend sammelten wir *Zorillo*-Wurzeln und füllten sie in einen großen Sack. Don Elijio befestigte ihn nach Maya-Art an seiner Stirn, aber ich bekam von dieser Methode immer Kopfschmerzen, so daß ich die Riemen, wie bei einem normalen Rucksack, über den Schultern trug. Auf diese Weise hatte ich ebenfalls die Hände frei, um Pflanzen zu sammeln und die Machete zu benutzen.

Es war etwa drei Uhr nachmittags, als wir mit unserer Arbeit fertig waren und uns aufmachten, den steilen Urwaldpfad zur alten Holzfällerstraße nach San Antonio hinabzugehen. Don Elijio befand sich in ausgezeichneter körperlicher Verfassung. Trotz seiner schweren Lasten bewältigte er den steilen Hang fast mühelos und schöpfte zwischen zwei Geschichten kaum einmal Atem.

Plötzlich stolperte er und kam, angetrieben von der schweren Last auf dem Rücken, ins Laufen. Mir stockte der Atem, aber er griff sofort nach einer kräftigen

Liane und schwang daran hin und her, als hinge er an einem riesigen Uhrenpendel. Dabei lachte er laut und sagte: »Ha! Das ist eine gute sportliche Betätigung. Ich sollte viel öfter ins Stolpern kommen.«

»Sie sind wirklich immer noch ein starker Mann, Don Elijio«, sagte ich, nachdem ich mich von meinem Schrecken erholt hatte.

»Ja, sehr stark«, antwortete er und schlitterte wie ein Schuljunge den glitschigen Pfad hinab. »Ich habe noch genug Blut und Kraft, um eine Frau die ganze Nacht wach zu halten, sie zu küssen und ihr Geheimnisse ins Ohr zu flüstern. Die ganze Nacht. Ich würde nicht müde werden.«

Don Elijio sah an diesem Tag im Urwald so glücklich aus, daß ich wünschte, wir könnten dort ewig bleiben. »Als ich jung war, machte es mir nichts aus, die ganze Nacht im Urwald zu verbringen«, sagte er. »Hättest du dazu ebenfalls den Mut?«

»Nein!« antwortete ich sofort. »Nachts gehört der Urwald den Schlangen und Jaguaren.«

»Und was wäre, wenn wir selbst zu Tieren würden?« fragte er. »Bisher war ich zwar nie in Versuchung, mich in einen Jaguar zu verwandeln, aber jetzt, Rosita, wünschte ich mir, wir könnten zusammen eine Höhle im Urwald bauen.«

Ich lachte und sagte ihm, ich würde mich von seinem Angebot sehr geehrt fühlen, hätte aber wenig Lust, zu einem Jaguar zu werden.

»Nun gut, aber ich bin jederzeit bereit, den alten Zauberspruch aus meinem Kopf herauszukramen«, neckte er mich.

Einige Minuten später rochen wir stechenden, schwarzen Rauch. Der Himmel über den Bäumen, der bisher herrlich blau gewesen war, wirkte plötzlich dunkel und bedrohlich. Vor uns stand der Urwald in Flammen.

Ich blieb wie vom Blitz getroffen stehen, während Don Elijio mit seiner Machete schnell einen Seitenweg in den Urwald schlug, so daß wir die Flammen umgehen konnten. Er forderte mich auf, ihm zu folgen, und ich vertraute mich seiner Führung an.

Als wir die Straße erreichten, sahen wir, daß das Feuer von mehreren Feldern ausging, die man absichtlich angezündet hatte. Besonders hell loderten die unzähligen Palmen am Rande der Äcker, die den Flammen wegen ihres Ölgehaltes besonders gute Nahrung boten.

Die Bauern brennen ihre Felder häufig nieder, um die Asche als Dünger zu benutzen, aber auch, um Schädlinge zu beseitigen. In diesem Fall war das Feuer allerdings außer Kontrolle geraten.

»Dieser Narr hat keine Feuerschneise angelegt«, schimpfte Don Elijio. »Nein, nein! Dieser egoistische Bauer kümmert sich nur um sein eigenes Wohl und schert sich weder um seine Nachbarn noch um die Pflanzen und Tiere. Aber dadurch schadet er nur sich selbst. Irgendwann wird ihn die Natur für die schlechte Behandlung zur Kasse bitten. Es wird nicht mehr lange dauern, Rosita, dann gibt es keinen Platz mehr, wo ich die Medizin der Götter sammeln kann, um die Kinder zu heilen.

Ich bin einfach schon zu lange auf dieser Welt, das ist der Fehler«, fuhr er fort, während er die Szene vor uns mit offenem Mund betrachtete. »Ich habe die Pflanzen und den Urwald überlebt und ebenso die Menschen, die noch Verantwortungsgefühl hatten.

Wo sind sie nur geblieben? Ich wünschte, ich wäre ebenfalls tot. Was gibt es denn noch, wofür es sich zu leben lohnt? Nichts!«

»Wir müssen hier weg, *papá*«, schrie ich ihn an, als ein Feuerball über uns hinwegflog und direkt hinter uns im Urwald landete. Er versuchte, die Flammen auszutreten, aber ich hielt ihn zurück und übernahm diese Aufgabe selbst. Immer mehr Bäume fingen Feuer, so daß die Flammen sich schnell beiderseits der Straße ausgebreitet hatten.

Ich versuchte, möglichst viele Flammenherde auszutreten oder zu ersticken, in der Hoffnung, den Teil des Urwaldes, in dem unsere Heilpflanzen wuchsen, vor der Vernichtung zu bewahren, mußte aber schließlich einsehen, daß es keinen Sinn hatte. Daher begannen wir die Straße, einen Pfad der Zerstörung, hinunterzulaufen.

Stickiger Rauch brannte in unseren Augen und verwandelte den heißen Nachmittag in ein wahres Inferno. Don Elijios mangelndes Augenlicht verschlechterte sich noch mehr, und er drohte mehrmals hinzufallen. Da ich wußte, daß er niemals die Säcke mit *Zorillo* und Billy-Webb-Rinde zurücklassen würde, nahm ich ihm seine Last ab und legte sie mir über die Schulter.

Nachdem wir den schlimmsten Teil der Strecke zurückgelegt hatten, setzten wir uns unter einen schattigen Baum und teilten uns eine Orange. Don Elijio sah niedergeschlagen und erschöpft aus, und man sah ihm seine neunzig Jahre jetzt auch an. Seine Schultern waren eingefallen, und seine Augen tränten. Nichts mehr erinnerte an den fröhlichen Begleiter, der noch vor einer Stunde an einer Liane über meinem Kopf hin und her geschwungen war.

Wir schwiegen eine Weile, bis er schließlich traurig sagte: »Das Feld, an dem wir gerade vorbeigekommen sind, war der einzige Ort in der ganzen Gegend, an dem ich noch *Eremuil*-Blätter sammeln konnte. Vor einem Monat bin ich zu dem Bauern gegangen und habe ihn gebeten, den wertvollen Baum zu verschonen, da ich sein Laub dringend als Medizin benötigte. Aber hat er auf mich gehört? Nein! Er hat ihn gefällt und verbrannt! Dabei benötigt seine eigene Frau diese Arznei.

Was nun, Rosita? Es gibt keinen Ersatz für *Eremuil*-Blätter. Sie sind der wichtigste Bestandteil der *Xiv*-Mischung. Das kommt davon, wenn man zu lange lebt. Es wird der Tag kommen, an dem es in unserer Gegend überhaupt keine Medizin mehr gibt, und dann bin ich mit meinem Latein am Ende. Man wird die Pflanzen nur noch vom Hörensagen kennen. Und wo sollen meine Patienten dann hingehen? Wohin?«

Es war unmöglich, ihn zu trösten. Was sollte ich auch sagen? Ich fühlte mich selbst niedergeschlagen und entmutigt. Wieder fiel ein Stück des letzten großartigen Regenwaldes der Zerstörung zum Opfer. Die Menschen schienen einfach nicht lernen zu wollen.

»Auf unserer Farm gibt es noch einige *Eremuil*-Bäume, *papá*«, sagte ich. »Ich bringe Ihnen in Zukunft jede Woche Blätter mit. Ich verspreche Ihnen, daß Sie immer genug davon haben werden. Greg und ich werden für Sie Medizin beschaffen, wie weit wir auch immer gehen müssen.«

In diesem Moment reifte ein Plan in mir. Warum sollten wir uns nicht mit den Bauern arrangieren und die Heilpflanzen auf ihrem Land sammeln, bevor sie die Vegetation niederbrannten und damit alles zerstörten? Das war genau das, was Pantis Freund Don Antonio mit den Pflanzen auf seinen Feldern gemacht hatte. Er erntete und verkaufte sie, bevor er Feuer legte, und verschwendete so möglichst wenig vom Reichtum der Natur.

»Es ist eine Schande, daß die Farmer uns nicht wissen ließen, daß sie die Felder heute abbrennen wollten. Andernfalls hätten wir uns eine Hilfe besorgt, um möglichst viele Pflanzen zu ernten«, sagte ich zu Don Elijio. »Im nächsten Jahr werde ich schon im Februar mit den Bauern sprechen, damit wir rechtzeitig etwas unternehmen können.«

»Eine gute Idee«, murmelte Don Elijio. »Aber was interessiert es mich? Mein Tod ist nahe, und vermutlich werde ich das nächste Jahr schon nicht mehr erleben. Als ich jung war, gab es hier überall Heilkräuter – sie standen einfach so herum und waren leicht zu finden. Und nun? Heute werden es jedes Jahr weniger. Das ist ein schlechtes Omen für mich und meine Arbeit. Aber auch für die Menschen ist es nicht gut.«

Wir nahmen unser Gepäck wieder auf und gingen langsam durch ein Gebiet, in dem die Vegetation bereits einige Tage zuvor durch Brandrodung vernichtet worden war, ins Dorf zurück. Einige Baumstümpfe schwelten noch, und die gesamte Landschaft wirkte wüst und leer. Es gab keinerlei Zeichen von Leben, und die heiße Sonne brannte gnadenlos auf die bereits versengte Erde hernieder.

Zu unserer Rechten gab es noch ein Stück intakten Urwalds. Die größeren Bäume spendeten uns Schatten, und es wehte eine kühle Brise. Gelbblühende Lianen hingen aus den Bäumen herab; überall summten Insekten, und zwischen den dichten Blättern zwit-

scherten regenbogenfarbene Vögel. Sogar ein Chamä-
leon war zu sehen, das schnell versuchte, sich vor uns
zu verstecken.

Der Gegensatz war ernüchternd. Wir hielten einen
Moment an und betrachteten den Friedhof auf der
anderen Seite der Straße. Mir war, als hätte mein be-
ster Freund, der Urwald, ein Messer an der Kehle, und
ich konnte nichts für ihn tun.

Die Trockenzeit des Jahres 1989 war ein Höhepunkt
der Urwaldzerstörung in Belize. Niemals zuvor hatten wir so viele Felder brennen sehen, und gerade in
diesem Jahr hielten sich zahlreiche Bauern auch nicht
an die Auflage, eine Feuerschneise anzulegen, um
eine Ausbreitung des Feuers zu verhindern. Fast täglich war die Luft angefüllt von schwarzem Qualm,
und ständig regnete es Asche.

Diese Massenvernichtung der Vegetation führte
dazu, daß die Flüsse in der Regenzeit Wasserstände
erreichten wie niemals zuvor. Ein ausgewachsener
Baum kann Tausende von Litern Wasser in seinem
Stamm, seinen Blättern und seinen Wurzeln zurückhalten. Aber in diesem Jahr waren Tausende von Bäumen verbrannt worden. Daher flossen die Regenwas-
sermassen ungehindert die Berghänge hinunter. Mit
ihnen wurde auch der Boden abgetragen, was dazu
führte, daß die Flüsse stark verschlammten.

Don Elijio war durch die schrecklichen Erlebnisse
an diesem Tag so geschockt, daß er lange Zeit von
nichts anderem mehr sprach. Mit der Vernichtung der
Heilkräuter sah er den Sinn seines Lebens zerstört,
und er verzichtete von nun an darauf, im Urwald
nach seinen heilenden Helfern zu suchen. Nicht nur
dem Regenwald ging es schlecht, auch Don Elijios

Sehvermögen hatte stark nachgelassen, so daß er einen Baumstumpf kaum noch von einem Felsblock unterscheiden konnte.

So gehörte es jetzt zu meinen Aufgaben, ihn mit den notwendigen Heilpflanzen zu versorgen. Da er pro Woche einige hundert Pfund getrocknete Heilpflanzen verbrauchte, war das eine gewaltige Arbeit. Erschwerend kam hinzu, daß ich nicht genau wußte, wohin ich gehen sollte, um genug Pflanzen für uns beide zu sammeln. Don Elijio kannte den Urwald wie kein anderer. Er war täglich durch ein Gebiet von 200 Hektar gestreift und dabei auf Fundorte gestoßen, die ich allein niemals finden konnte. Einige Pflanzen erhielt er weiterhin von alten Freunden wie Don Antonio, die seinen Respekt vor den Pflanzen teilten. Aber auch diese Menschen wurden nicht jünger.

Ich begann, eine Reihe von Kräutern bei Pflanzenhändlern zu kaufen, oder bezahlte Leute für das Sammeln. Greg und ich sowie ein Botaniker aus der Gegend besuchten die Bauern, um vor dem Verbrennen der Felder noch die Heilpflanzen zu ernten. Meistens verbrachte ich jedoch viele Stunden allein im Urwald – entweder auf der Ix-Chel-Farm oder in der Nähe von San Antonio – und sammelte Kräuter für Don Elijio.

Aber wo immer ich mich auch befand – stets vermißte ich meinen langjährigen Begleiter. Zwar hatten auch meine einsamen Ausflüge in die Regenwälder einen gewissen Reiz, aber ohne Panti war es eben doch nicht mehr so wie früher.

23

Spirituelle Heilung

Antonio war ein freundlicher Händler. An seinem Stand auf dem Marktplatz in San Ignacio kaufte ich an jedem Samstagmorgen Zwiebeln oder anderes Gemüse.

»Arbeiten Sie immer noch mit Don Elijio zusammen?« wollte er wissen, »oder können Sie inzwischen vielleicht schon selbst Krankheiten heilen, Doña Rosita?« An seinem Gesicht konnte ich erkennen, daß er nicht aus höflichem Interesse fragte, sondern daß ihn etwas zu quälen schien.

»Vielleicht können Sie mir helfen«, fuhr er fort. »Wenn es Ihnen recht ist, würden meine Frau und ich Sie im Laufe der Woche gern einmal aufsuchen.« Ich wollte gerade zustimmen, als er hinzufügte: »Wir haben ein großes Problem, Doña Rosita. Bei uns geschieht irgend etwas Übernatürliches.«

Worte wie diese hatte ich oft genug in Don Elijios Praxis gehört und gefürchtet, daß sie irgendwann auch einmal an mich gerichtet würden. Nachdem ich Hunderte von Fällen dieser Art in der Praxis meines Lehrmeisters mitverfolgt hatte, konnte ich die Existenz böser Mächte nicht länger bestreiten. Allerdings war es ein gewaltiger Unterschied, ob man Don Elijio assistierte oder sich allein auf das furchteinflößende und undurchschaubare Feld spiritueller Heilung begab.

»Vielleicht ist es besser, wenn Sie zu Don Elijio gehen«, versuchte ich mich herauszuwinden.

»Nein! Ich möchte mich von Ihnen behandeln lassen, Doña Rosita. Ich habe Vertrauen zu Ihnen«, sagte er.

Es schien mir unmöglich, seine Bitte abzuschlagen, denn schließlich handelte es sich um einen Hilferuf. Daher sagte ich Antonio, er solle so bald wie möglich auf unsere Farm kommen.

Zwei Tage später saßen er und seine Frau Helena an meinem Küchentisch und erzählten ihre Geschichte. Beide stammten aus einem Dorf, in dem die Familie bereits seit Generationen ansässig war. Nach ihrer Heirat hatten sie zunächst begonnen, Gemüse direkt von der Ladefläche ihres Lastwagens herunter zu verkaufen, bevor sie schließlich einen festen Stand auf dem Markt in San Ignacio mieteten.

Vor kurzem war einer ihrer Nachbarn auf ihren hart erarbeiteten Erfolg neidisch geworden. Er hatte behauptet, der geschäftliche Erfolg sei Antonio und Helena in den Kopf gestiegen, und gegenüber mehreren Leuten im Ort verlauten lassen, er werde ihnen ihre Selbstgefälligkeit schon austreiben.

Eines Tages, als Antonio gerade nicht anwesend war, brachte ein Kind mit den Worten: »Meine Tante schickt euch das« eine Schüssel mit Schweinefleisch als Geschenk ins Haus. Zwar wußte Helena weder, wer das Kind war, noch, wer das Fleisch geschickt hatte, aber sie aß es dennoch. Als Antonio aus Belize-City zurückkehrte, hatte sie bereits Angstzustände und Brechreizgefühle.

Antonio wandte sich an die Naturheilerin der Familie. Die alte Frau zog sofort die richtigen Schlüsse aus den Symptomen und fragte Helena: »Hat dir irgend jemand etwas zu essen geschickt?«

Schließlich kam sie zum Ergebnis, daß der mißgünstige Nachbar das Fleisch durch Schwarze Magie hatte vergiften lassen. Sie hatte selbst gehört, wie er in aller Öffentlichkeit verbreitet hatte, er wolle Antonio und Helena wegen ihrer Arroganz eine Lektion erteilen.

Aber die beiden glaubten der alten Frau nicht. Statt dessen gingen sie ins Krankenhaus der Stadt, wo Helenas Krankheit als Magenschleimhautentzündung diagnostiziert wurde. Sie nahm einen Monat lang Medikamente, aber die Krankheit wurde eher schlimmer. Die anfänglichen Symptome verstärkten sich, und sie litt zum ersten Mal in ihrem Leben unter starken Menstruationskrämpfen. Außerdem hatte sie jetzt häufig Alpträume, perverse Phantasien, Depressionen und kam ihren Aufgaben als Frau und Mutter nicht mehr ordentlich nach.

Antonio brachte Helena zu einem anderen Arzt in Belize-City. Dieser gestand ein, er wisse nicht genau, woran Helena leide, vermutete aber, es sei Hysterie. Von Belize-City fuhren sie mit dem Bus nach Merida in Mexiko, um einen Spezialisten zu konsultieren. Dieser röntgte Helena und unterzog sie einer Reihe weiterer Tests, ohne jedoch zu einem Ergebnis zu kommen. Er verschrieb der Frau Valium, wodurch sie aber nur noch unausstehlicher und depressiver wurde.

Da die beiden inzwischen völlig verzweifelt waren und ihre Ersparnisse fast völlig verbraucht hatten, gingen sie erneut zur Heilerin des Ortes, um sich Rat zu holen.

»Ihr müßt endlich einen *curandero* hinzuziehen. Nur der kann euch helfen«, schimpfte sie. »Jemand wie Don Elijio in San Antonio. Das ist eure einzige Chance.«

Ich konnte meine Hände während ihres Berichtes kaum ruhig halten. Es handelte sich um das klassische *envidia*-Szenario, und für mich bestand kein Zweifel, daß man die Frau mit dem durch verzauberte Pulver und böse Flüche vergifteten Schweinefleisch krank gemacht hatte.

Erneut versuchte ich, sie zu Don Elijio zu schicken, aber sie lehnten ab. »Wir haben Vertrauen zu Ihnen, Doña Rosita«, sagten sie.

In meinem Magen begann es zu rumoren, und meine Zunge fühlte sich an wie Schaumgummi, als ich nach Helenas Handgelenk griff und meine Finger auf ihren Puls legte. Sofort fühlte ich das schmerzhafte Stechen in meiner Hand und meinem Unterarm. Die bekannten kalten Schauer peinigten mein Fleisch. Ihr Puls war stark, schnell und unregelmäßig. Fast fühlte es sich an, als würde ihr Blut unter meiner Berührung blasig aufschäumen.

Wie er es von Jerónimo kannte, hatte Don Elijio an neun aufeinanderfolgenden Freitagen spezielle Gebete gesprochen, die mich vor den Angriffen der bösen Mächte schützen sollten, wenn ich Leute behandelte, die ein Opfer der Schwarzen Magie geworden waren. Dennoch fühlte ich mich sehr unsicher und fragte mich immer wieder, ob die Gebete auch wirken würden.

Helenas Augen blickten mich voller Zuversicht und

Hoffnung an. Ich schob meine Bedenken beiseite, nahm ihre Hand und sprach die bei einer *envidia* notwendigen Gebete.

Ich wünschte mir, meinen Sastun befragen zu können, um mir die Diagnose bestätigen zu lassen, aber die Geister hatten mir bisher nicht gezeigt, wie man ihn als Weissagungsstein benutzt. Bisher verwendete ich ihn nur, um Träume heraufzubeschwören und meine Heilfähigkeiten zu verbessern.

Selbst wenn mein Kristall ein Weissagungssastun gewesen wäre, hätte das nicht notwendigerweise bedeutet, daß ich wirklich in der Lage gewesen wäre, ihn zu lesen. Don Elijio hatte zwar immer wieder versucht, mir zu zeigen, wie man die kleinen Blasen und schwarzen Punkte interpretierte, aber ich war nie in der Lage gewesen, die Botschaften zu entschlüsseln.

Ich bereitete etwas *Zorillo* zu und sagte Helena, sie solle einen Tee daraus brauen und diesen dreimal täglich trinken, aber zuvor noch Weihwasser aus der katholischen Kirche, Weinraute und heiligen *Esquipulas*-Puder hinzufügen. Außerdem bereitete ich, wie ich es von Panti gelernt hatte, eine Mischung aus Kopalharz und Rosmarin zu, die sie an neun aufeinanderfolgenden Freitagen verbrennen sollte.

Danach sahen Antonio und Helena bereits erleichtert aus.

»Vielen Dank! Vielen Dank! Wir danken Gott, daß Sie hier waren, um uns zu helfen«, sagten sie. »Wir waren es so leid, daß uns die Leute stets gesagt haben, sie könnten nichts für uns tun. Möge Gott Ihnen ein langes Leben schenken und Ihnen Ihre Hilfe im Himmel vergelten!«

Als sie gegangen waren, fragte ich mich, ob meine

Gebete auch wirklich helfen würden. Dann erinnerte ich mich jedoch an Pantis Warnung, niemals Zweifel zu hegen, da die Heilkräfte sonst nicht wirkten. Um sicherzugehen, sprach ich ein zusätzliches Gebet: »Ich will glauben, Herr, bitte hilf mir, meinen Unglauben zu besiegen.« Dann nahm ich meine häuslichen Tätigkeiten wieder auf.

In der folgenden Nacht hatte ich einen ungewöhnlichen Traum. Ich sah mich selbst auf einer Wiese im Gras liegen und den wolkenlosen blauen Himmel betrachten. Plötzlich fühlte ich eine ungewöhnliche Unruhe und hatte Angst, sehr große Angst sogar, ohne zu wissen warum.

Kurz darauf erschien ein großer Engel. Er war mit einer mittelalterlichen Ritterrüstung bekleidet, trug einen schwarzen Kriegsschild und ein bedrohliches Schwert. Wenngleich er recht furchteinflößend wirkte, wußte ich doch, daß er gekommen war, um mich zu beschützen. Meine Angst begann zu verfliegen, als mir klar wurde, daß es sich um den Geist der *Zorillo* handelte.

Er war allerdings nicht allein. Neben ihm stand ein großer weiblicher Engel mit einem glänzenden goldenen Kleid. Dieser bedeckte mich mit seinen Flügeln, so daß ich vollkommen in ein bernsteinfarbenes Licht getaucht war. Dieser Engel war der Geist des Kopalbaumes.

Zu meiner Linken hielt sich ein weiterer weiblicher Engel mit einem kristallfarbenen Kleid auf, von dem ein perlweißes Licht ausging. Er wirkte außerordentlich gelassen und verbreitete Liebe und Anmut. Diese Erscheinung war der Geist der Weinraute.

Zu meinen Füßen befand sich ein vierter Engel. Er

wirkte irgendwie undeutlich, aber ich konnte seine Anwesenheit ganz deutlich spüren. Es war der Geist des *Esquipulas*-Steins.

Der furchterregend wirkende Geist der *Zorillo* erinnerte mich an einen Samurai, der bereit war, sich ohne zu zögern auf einen Feind zu stürzen. Unaufhörlich überprüfte er die Umgebung nach Anzeichen einer Gefahr. Die anderen Geister schienen ähnlich mächtig, aber sie waren keine Krieger. Sie verbreiteten Stärke und Wärme, und ich hatte großes Vertrauen in ihre Fähigkeiten, mich zu beschützen.

Ich erwachte glücklich und fühlte mich geliebt, beschützt und furchtlos, da ich nun wußte, daß ich die Engel für alle Zeit an meiner Seite hatte.

Zwei Wochen später traf ich Antonio und Helena, wie sie in San Ignacio von der Ladefläche ihres Lastwagens herunter Wassermelonen verkauften. Als sie mich sahen, kamen sie herübergelaufen und überschütteten mich mit Dankesbezeugungen.

»Ich bin wieder völlig hergestellt«, sagte Helena freudig.

»Sie haben uns wiederaufgerichtet«, fügte Antonio hinzu. »Nichts läßt sich mit Ihnen und Gott vergleichen, Doña Rosita.«

24

Don Elijio und die Himmelstür

Am nächsten Morgen, meinem siebenundvierzigsten
Geburtstag, erwachte ich sehr früh. Da ich Don Elijio
seit der Behandlung von Helena nicht mehr gesehen
hatte, war ich natürlich begierig darauf, ihm von meinen Erlebnissen zu erzählen.

Die Sonne ging gerade auf, als ich den Fluß über-
querte und in Rekordzeit nach San Antonio kam. Don
Elijio saß allein vor dem Eingang seiner Hütte und
zerfaserte Lianen, um damit die Wedel einer *Escoba*-
Palme zu einem Besen zusammenzubinden.

»Ich habe einen Fall von *envidia* kuriert, *maestro*«,
erzählte ich ihm aufgeregt. »Ich habe es genauso gemacht, wie Sie es mir beigebracht haben, und es hat
funktioniert. Die Frau ist völlig geheilt.«

Er zeigte sich wenig beeindruckt, sondern verfiel in
seinen gewöhnlichen Sermon über Mißgunst und
Habsucht. Diesen schloß er damit ab, daß die ganze
Sache schließlich kein Wunder sei, sondern die Frucht
seiner Arbeit und die erwartete Wirkung der Heilpflanzen und der Gebete.

Anschließend erzählte ich ihm von meinem Traum.
Das schien ihn mehr zu interessieren, denn er wollte
jedes einzelne Detail wissen. »Ich habe dir ja gesagt,
sie sind gute Freunde«, bemerkte er. »Nun weißt du,

daß du auch diese Arbeit mit ihrem Wissen und ihrem Schutz durchführen kannst. Du bist also nicht allein.«

Nachdem der Besen fertig war, machten wir uns daran, einen Haufen knorriger Mannslianen zu zerhacken. Irgendwie erschien mir Panti heute ungewöhnlich ruhig.

»Es gibt nichts mehr, was ich dir beibringen kann, meine Tochter«, sagte er schließlich. »Du hast alles von mir gelernt, so daß ich nichts mehr für dich tun kann.«

Ich blickte ihn erstaunt an. »O nein, Don Elijio, das ist nicht wahr«, entgegnete ich. »Jedesmal, wenn ich komme, um Sie zu besuchen, lerne ich noch etwas Neues, etwas, von dem ich genau weiß, daß ich es allein niemals zustande gebracht hätte.«

Er schüttelte den Kopf und fuhr fort: »Ich weiß, wovon ich spreche. Ich habe dich beobachtet, wenn du mir bei den Patienten halfst. Du bist ein ebenso guter Arzt wie ich. Ich hatte niemals das Gefühl, bei einer deiner Behandlungen eingreifen zu müssen, oder den Eindruck, daß du eine schlechte Diagnose gestellt hättest. Du hast ein gutes Herz, und du hast die Berufung deines Lebens gefunden, genau wie ich damals.«

»Ich muß aber noch lernen, den Sastun zu lesen«, erinnerte ich ihn. »Ich glaube, ich habe immer noch nicht das Talent, zu erkennen, was die Blasen bedeuten.«

Er wandte ein, daß das Lesen eines Sastun nicht alles sei. »Du wußtest allein von dem, was die Frau dir erzählt hatte, daß es sich um Mißgunst handelte, und so wird es auch in Zukunft sein. Diese Dinge sind kein Geheimnis mehr für dich. Ein Naturheiler muß lernen, seine Stärken und Schwächen zu akzeptieren, Rosita«, fügte er hinzu. »Wichtig ist allein, daß die Geister dir helfen. Sie beobachten dich, und wenn sie sehen, daß du arbeitest, werden sie dafür sorgen, daß all deine Bedürfnisse erfüllt werden. Sie werden schließlich noch hier sein, wenn ich schon lange gestorben bin. Du mußt Vertrauen haben, dann ist alles möglich.«

Ich war mir nicht sicher, ob ich den Sastun aus Angst nicht lesen konnte oder weil ich die entsprechende Gabe einfach nicht besaß. Aber ich wußte genau, daß meine wirkliche Liebe den Pflanzen gehörte und daß es mein *don* war, mit den Händen durch Fleisch und Gewebe sehen zu können. Daran zweifelte ich nicht einen Moment.

Außerdem besaß ich die Gabe des Vertrauens. Ich hatte mich mit den Maya-Geistern angefreundet und fühlte, daß sie mich ebenfalls respektierten. Don Elijio war anfangs besorgt gewesen, daß sie nicht mit einer *gringa* kommunizieren würden. Aber sie hatten es getan – und sogar englisch gesprochen, in der Sprache meiner Träume. Vielleicht würde ich eines Tages auch in der Lage sein, den Sastun zu lesen.

Eine Frau aus dem Dorf kam mit einer von Pantis zahlreichen Patentöchtern herein und bat um eine Bauchmassage. Er rappelte sich stöhnend auf und führte sie in das Untersuchungszimmer. Das Kind blieb bei mir, und wir spielten das alte Maya-Spiel, das ich bereits kannte.

Als die Frau und das Kind gegangen waren, rief mich Don Elijio ins Steinhaus hinüber. Ich folgte ihm, und er setzte sich in seinen alten Lehnstuhl.

»Das ist für dich«, sagte er und streckte seine Hand

aus. Eine kleine, glänzende Kugel rollte über die unzähligen Falten seiner Hand – sein Sastun.

»Was soll das?« fragte ich und wich zurück. Ich war geschockt und schob seine Hand fort.

»Ich bin inzwischen dreiundneunzig und werde bald sterben«, fuhr er ungerührt fort.

»Bitte sprechen Sie nicht so, *papá*«, schluchzte ich. »Ich hasse es, wenn Sie so etwas sagen. Oft denke ich, Sie werden sogar mich noch überleben, so viel Stärke und Energie besitzen Sie. Was wollen Sie ohne Ihren Sastun anfangen?«

Er griff in seine Tasche und zog einen Gegenstand heraus, der in ein Tuch gewickelt war. »Ich habe einen anderen Sastun bekommen«, verkündete er. Er nahm das Tuch weg, und zum Vorschein kam ein Stein, der größer und heller war als der, den er sechzig Jahre lang benutzt hatte.

»Letzte Woche hatte ich einen Traum, Rosita«, erzählte er mir. Der ihm schon bekannte, in Zeremoniengewänder gekleidete Maya-Geist, der ihm auch seinen ersten Sastun angekündigt hatte, war wieder erschienen.

»Der alte Maya sagte: ›Wir haben gesehen, daß du dein Leben lang hart gearbeitet hast. Aber jetzt bist du alt und müde und brauchst Hilfe. Es wird Zeit, daß du einen neuen Sastun bekommst. Schau beim Sonnenaufgang auf deiner Türschwelle nach. Dort wirst du ein Geschenk finden, das dir in Zukunft behilflich ist.‹

Als ich den Hahn krähen hörte und sah, daß die ersten Sonnenstrahlen durch einen Fensterspalt fielen, sprang ich aus der Hängematte und öffnete die Tür«, setzte er seinen Bericht fort. »Auf der Türschwelle lag mein neuer Sastun.

Ich möchte, daß du meinen alten Sastun nimmst, denn du wirst ihn gut gebrauchen können. Auch wenn du ihn nicht lesen kannst, so eignet er sich doch immer noch für *protecciones* und um Fotografien zu verzaubern.«

Er ließ den alten, sich kühl und leicht anfühlenden Sastun in meine Hand fallen. Ich nahm sein Geschenk an und erzählte ihm, daß heute mein Geburtstag war. *»Bién suave«*, sagte er lächelnd. »Wie passend.«

Zwei Tage später klagte Don Elijio nach dem Abendessen über starke Magenkrämpfe. Während der Nacht hörte ich die Seile seiner Hängematte ächzen, da er nicht schlafen konnte und sich unruhig hin und her wälzte. Kurz nach Sonnenaufgang stieß er einen langen Seufzer aus. Ich lief hinüber und zog seine Decke zurück.

»Geht es Ihnen nicht gut?« fragte ich.

»Ach, Rosita«, sagte er und schnappte nach Luft. »Ich sterbe.«

»Was ist los?« fragte ich.

»Ich habe die ganze Nacht schreckliche Bauchschmerzen gehabt«, flüsterte er. »Es war, als rase ein Tiger durch meine Gedärme. Die Schmerzen sind nicht mehr auszuhalten.«

Ich fühlte seinen Puls, sprach einige Gebete gegen *ciro* und massierte seinen Bauch. Dann eilte ich in die Küchenhütte, machte ein Feuer an, nahm ein Bündel Mannslianen und kochte sie auf.

»Ich bin bereits am Abgrund des Todes«, stöhnte Don Elijio, während ich ihm den Tee löffelweise einflößte. »Ich kann Petrus sehen, der mir winkt, ich soll heimkommen. Letzte Woche habe ich Chinda in meinen Träumen gesehen, Rosita, zum erstenmal, seit sie gestorben ist. Sie sah so zufrieden und gesund aus und sagte mir: ›Du bist so blaß und abgemagert, aber ich werde dich bald holen, mein Liebling. Es wird nicht mehr lange dauern.‹ Ich richtete mich in der Hängematte auf, um ihr zu folgen, aber sie vertröstete mich auf später und verschwand.

Ich bat sie wiederzukommen, allerdings ohne Erfolg«, fuhr er fort, während er nach seinem Bauch griff.

Nachdem ich alles bei ihm Gelernte schon versucht hatte, beschloß ich, eine weitere Therapie anzuwenden, die schon häufiger bei Magenkrämpfen gewirkt hatte. Ich erhitzte Rizinusöl, tauchte ein Baumwolltuch hinein und legte es auf seinen Bauch. Darauf kam eine Wärmflasche, die ich ihm früher einmal geschenkt hatte.

Da das Rizinusöl eine Stunde einwirken mußte, setzte ich mich auf einen Hocker neben seiner Hängematte und wartete.

Er schien sehr deprimiert zu sein. »Ich bin einfach zu alt und zu einsam«, jammerte er. »Was mir hilft, finde ich nur anderthalb Meter unter der Erde. Hat Petrus vergessen, endlich meinen Namen aufzurufen? Was soll ein alter Mann wie ich noch hier? Ich bin bereit zu sterben.«

Er sagte mir, er habe keine Angst vor dem Tod, aber er mache sich Sorgen über die von ihm begangenen Sünden und sei unsicher, ob er genug Gutes getan habe, um seine Missetaten zu sühnen.

»Welche Missetaten, *papá*?« fragte ich, während ich ihm seine Stirn streichelte.

»Ich war ein Trunkenbold und weiß, daß Chinda darunter gelitten hat«, sagte er. »Mein Pferd ist oft allein nach Hause gekommen, und sie mußte dann losreiten, um mich in einer Pfütze liegend aufzulesen. Dann schaffte sie mich ganz allein aufs Pferd, brachte mich nach Hause ins Bett und machte mir einen Tee gegen meinen Kater.«

»Aber Sie haben doch aufgehört zu trinken.«

»Erst als die arme Chinda bereits tot war.«

»Wir sind alle Sünder, *papá*«, sagte ich. »Ich bin ganz sicher, daß Gott das Gute, das Sie getan haben, nicht vergessen hat. Denken Sie nur an die vielen tausend Menschen, denen Sie geholfen haben.«

Als ich mich über ihn beugte, sah ich, daß er weinte. Er sah so zerbrechlich und klein aus, daß die Hängematte ihn fast zu verschlucken drohte.

»Ich habe mit vielen Frauen geschlafen, von denen Chinda nichts wußte«, flüsterte er. »Aber ich habe mich niemals an einer Patientin versündigt und auch nicht meinen Sastun benutzt, um mir Frauen gefügig zu machen. Das schwöre ich bei den Seelen meiner Urenkel.«

Ich war ein wenig überrascht, aber nicht wirklich enttäuscht. Panti war auch nur ein im Geiste des *machismo* erzogener lateinamerikanischer Mann, und Frauen aus Chindas Generation pflegten die Übertretungen ihrer Ehemänner so lange zu akzeptieren, wie sie sich geliebt fühlten. Und Chinda war wie nur wenige Frauen geliebt worden, da war ich mir ganz sicher.

Auch glaubte ich ihm, daß er seine Macht niemals benutzt hatte, um sich Frauen gefügig zu machen, denn es war den *H'men* verboten, ihre Kräfte für persönliche Zwecke einzusetzen. Er hatte ja nicht einmal La Cobanera verhext, sondern statt dessen weiter unter seiner Einsamkeit gelitten. Und auch mich hatte er nicht versucht zu verzaubern. Er war ein unbelehrbarer Frauenheld, aber er hatte die Grenze zwischen Freundschaft und Liebe immer beachtet.

»*Papá*, eine Frau zu lieben ist nicht die größte Sünde«, sagte ich ihm. Er schluchzte jetzt haltlos und griff nach meiner Hand. Ich nahm sie und versuchte ihn zu beruhigen.

»Ich liege immer allein in meiner Hängematte, und es ist niemand da, der meine alten Knochen wärmt oder mir etwas ins Ohr flüstert. Es ist schrecklich, aber ich verdiene es nicht besser.«

Ich konnte es kaum ertragen, daß sein Leben an ihm vorbeizog, als sei es weiter nichts als Sünde und Entbehrung gewesen.

»Aber *papá*, Sie vergessen die unzähligen Menschen, die von Ihnen wiederaufgerichtet wurden. Ich bin ganz sicher, daß Gott Ihren guten Charakter kennt. Er weiß, was Sie in Ihrem Leben vollbracht haben.«

Ich konnte meine Tränen nicht mehr zurückhalten, denn es war schrecklich, ihn leiden zu sehen. Er hatte mir oft gesagt: »Sorge dafür, daß deine Patienten lachen, und schon ist ein großer Teil der Probleme wie weggeblasen.« Das war einer seiner besten Ratschläge gewesen.

Ich versuchte einen Witz aus meinem Gedächtnis zu kramen, um ihn ein wenig aufzuheitern. Der einzige, der mir einfiel, war nicht ganz stubenrein, was in diesem Fall aber nicht einmal unangebracht erschien.

»Ich kenne einen *chiste*, der Ihnen gefallen wird«, sagte ich. Obwohl es ihm schlechtging, flackerte Interesse in seinen Augen auf. »Es waren einmal Zwillingsbrüder, die sich sehr nahestanden«, begann ich. »Einer war gut und fromm, der andere war ein Trinker und Frauenheld. Beide starben gemeinsam bei einem Autounfall. Der eine kam in die Hölle, der andere in den Himmel. Der gute Bruder, der seine Tage auf einer Wolke sitzend verbrachte und himmlische Musik hörte, bekam eines Tages die Erlaubnis, seinen Bruder in der Hölle zu besuchen. Der ließ es sich dort gutgehen, saß in einer Kneipe, eine Flasche Bier in der Hand und eine Frau auf dem Schoß.

Der gute Bruder ging zu Petrus zurück und beschwerte sich: ›Mein Bruder läßt es sich in der Hölle gutgehen, während ich hier oben auf einer Wolke sitze und mich langweile‹, sagte er.

›Nun, manchmal trügt der Schein‹, antwortete Petrus, ›denn die Flasche hat ein Loch, die Frau dafür keins.‹«

Don Elijio begann so schallend zu lachen, daß die ganze Hängematte ins Schaukeln geriet. Immer wieder zitierte er die Pointe des Witzes und kicherte.

Ich sah, daß ein wenig Farbe in seine Wangen zurückkehrte. Es war Zeit, daß mein redseliger Freund wieder anfing zu sprechen. »Greg und ich haben beschlossen, jetzt jeden Monat eine *Primicia* abzuhalten«, erzählte ich ihm.

»Das ist sehr gut, meine Tochter. Die Maya-Geister sind fast so einsam wie ich.« Ich erneuerte das Tuch mit Rizinusöl und massierte seine Füße, was ihn bisher immer schrecklich gekitzelt hatte.

»Ich erinnere mich genau, wie du damals hierhergekommen bist«, sagte er. »Meine Verwandten haben mir geraten, dir nicht zu vertrauen. Sie haben gesagt, daß mit deinem Interesse an meiner Person irgend etwas nicht stimmen könne. Aber sie haben sich geirrt.

Während all dieser Jahre bist du mir eine gute Freundin gewesen. Freundschaft ist das einzige, was zählt. Nur du kannst meine Arbeit fortsetzen. Du hast mir ebensoviel gegeben wie ich dir.«

Erneut schossen mir die Tränen in die Augen, als ich mich vorbeugte und schwor: »*Papasito*, ich werde bis zu Ihrem letzten Atemzug bei Ihnen verweilen. Ich werde Sie niemals verlassen.«

Ich schickte Angel mit einer Nachricht zur Ix-Chel-Farm, daß ich drei weitere Tage bei Don Elijio bleiben würde, um mich um ihn und seine Patienten zu kümmern. Während dieser Zeit fuhr ich fort, ihn mit Gebeten, Massagen und Rizinusöl zu behandeln.

Am Nachmittag des dritten Tages schlief Don Elijio in seiner Hängematte, wogegen ich in seinem Behandlungszimmer saß und mit einer Patientin sprach.

»Es tut mir leid«, sagte ich ihr. »Don Elijio kann heute niemanden empfangen. Er ist selbst sehr krank gewesen und muß sich jetzt ausruhen. Vielleicht kann ich Ihnen helfen, andernfalls müssen Sie ein anderes Mal wiederkommen.«

Die Frau war sehr aufdringlich und versuchte immer wieder, hinter den Vorhang zu schielen, der Pantis Hängematte vom Behandlungszimmer trennte.

Als sie sich schon fast entschlossen hatte, sich von mir behandeln zu lassen, kam Panti in Unterwäsche in den Behandlungsraum gelaufen.

»*Mamasita! Mamasita!* Fast wäre ich gestorben!« rief er wild gestikulierend. »Ich war dem Tod so nahe wie niemals zuvor. Ich stand bereits vor der Himmelstür und sah Petrus. Er schaute mich an und sagte: ›Komm herein, alter Mann. Wo bist du nur so lange gewesen? Irgend jemand muß dich vergessen haben.‹

›Moment mal‹, habe ich geantwortet. ›Bevor ich hereinkomme, hätte ich zunächst gern noch einige Auskünfte. Gibt es hier Bier und Frauen? Und wie steht es mit dem Tanzen?‹ Petrus schüttelte den Kopf: ›Bier, Frauen, Tanz? Bist du verrückt? Solche Dinge gibt es hier oben nicht.‹ – ›Dann vergiß die Sache‹, habe ich gesagt. ›In diesem Fall komme ich nicht zu euch.‹«

Er hob die Arme und rief: »Ich bin wieder da!«

»Es ist besser, wenn Sie sich wieder hinlegen«, sagte ich.

»Nein, nein, ich will arbeiten. Was ist mit dieser Lady hier? Wartet einen Moment, ich ziehe nur noch meine Hosen an.«

Er verschwand in seinem Schlafzimmer und kam einige Augenblicke später zurück. Ohne Frage wußte er, warum man ihn hier auf der Erde belassen hatte.

Die Frau warf mir einen ärgerlichen Blick zu.

Ich stand auf, und Panti setzte sich in seinen Stuhl, um mit der täglichen Routine zu beginnen.

»Wo liegt dein Problem? Ich bin inzwischen hunderteins, und was immer dir auch fehlt, ich kann es mit meinen Gebeten und meinen Kräutern heilen, denn Gott ist an meiner Seite.«

Ich schaute ihn überrascht an und wunderte mich, daß er so schnell gealtert war. Er ignorierte meine Blicke jedoch.

»Ich behandle Diabetes, Bluthochdruck, Arthritis und gebrochene Herzen«, fuhr er fort. »Ich mache diese Arbeit nun schon seit vierzig Jahren, und ich weiß eine Menge darüber.«

Ich lächelte, weil ich mich daran erinnerte, daß ich ihn einst gefragt hatte, warum er immer diese Zahl nenne, denn nach meiner Rechnung praktizierte er inzwischen schon über sechzig Jahre. Er zuckte mit den Schultern und sagte: »Das liegt daran, mein Kind, daß ich nicht weiter zählen kann.«

Don Elijio praktizierte nach dieser Begebenheit noch viele Jahre weiter, und er ist immer noch aktiv. An den Tagen, an denen er sich gut fühlt, empfängt er weiterhin Patienten, und die kommen immer noch in großer Zahl. Geht es ihm nicht so gut, hängt er ein Schild an die Tür, das Angel für ihn geschrieben hat und auf dem *Cerrado*, Geschlossen, steht.

Don Elijio ist jetzt siebenundneunzig, sucht immer noch nach einer Frau und erzählt seinen Patienten, er sei hunderteins. So Gott will, wird er dieses Alter auch erreichen und sogar noch viel älter werden.

25

Die Saat geht auf

Im fünften Jahr meiner Lehrzeit setzte ich mich an meine alte Schreibmaschine und schrieb an Hunderte von Wissenschaftlern aus aller Welt. Ich fühlte mich dafür verantwortlich, Don Elijios Arbeit aufzuzeichnen und sie damit für die Nachwelt zu erhalten. Dafür brauchte ich aber materielle Unterstützung.

Die meisten meiner Briefe blieben unbeantwortet. Wenn eine Reaktion erfolgte, hieß es meist: »Ein wirklich faszinierendes Projekt. Leider haben wir zur Zeit keine Gelder und keine Zeit. Dennoch wünschen wir Ihnen viel Glück und hoffen, daß Sie Ihre Arbeit fortsetzen werden.« Es war entmutigend, aber ich hatte nicht vor aufzugeben.

Eines Tages gab mir ein Tourist, der sich in Chaa Creek aufhielt, die Kopie eines Zeitungsartikels über die weltweite Suche nach Heilpflanzen mit Wirkstoffen gegen Krebs und Aids. Der Wissenschaftler, der für die Sammlung mittelamerikanischer Pflanzen verantwortlich war, hieß Dr. Michael Balick und war Direktor des Instituts für Nutzpflanzenkunde am Botanischen Garten New York. Ich schrieb ihm sofort einen Brief.

Es überraschte mich, daß ich kaum einen Monat später eine positive Antwort erhielt. Dr. Balick schien mehr als nur interessiert. Er wollte sogar nach Belize kommen, um Don Elijio und mich zu treffen. Zwei Wochen später tauchte er auch tatsächlich bei uns auf.

Während des Abendessens auf der Farm erzählte er uns über Ethnobotanik. Ich hatte zuvor noch nie von dieser Forschungsrichtung gehört und daher auch nicht gewußt, daß meine Arbeit mit Don Elijio in diese Rubrik fiel. *Ethno* steht für Volk und *Botanik* für Pflanzen. Ethnobotaniker erforschen also die Zusammenhänge zwischen einem Volk und seinen Pflanzen.

Am nächsten Morgen gingen Dr. Balick und ich nach San Antonio, um Don Elijio zu besuchen. Die beiden Männer mochten sich vom ersten Moment an, und es dauerte nicht lange, bis der kluge, in Harvard ausgebildete Botaniker und der begnadete *H'men* sich angeregt auf spanisch unterhielten und sich sogar Witze erzählten.

Wir verbrachten den Tag in der Praxis und übernachteten im Warteraum. Bei Sonnenaufgang machten wir uns alle drei in den Urwald auf, um *Zorillo*-Wurzeln zu suchen.

Ich bemerkte, daß Dr. Balick von Don Elijio ebenso angetan war wie ich, so daß es mich kaum überraschte, als der Wissenschaftler am Ende des Tages verkündete: »Nun, Rosita, dieser Mann ist ohne Frage ein echter Maya-Medizinmann, dessen Wissen unbedingt aufgezeichnet werden sollte.«

Er erklärte Don Elijio, daß er auf der Suche nach Heilpflanzen sei, die eventuell für den Kampf gegen Krebs und Aids eingesetzt werden könnten, und fragte den alten *H'men*, ob er ihm dabei helfen würde.

»Ihr Wissenschaftler seid also doch nicht so dumm«,

witzelte Don Elijio und schlug sich auf die Schenkel. Er wirkte sehr zufrieden und war sofort bereit, sein Wissen zu teilen.

Einige Monate später kam Michael Balick erneut nach Belize. Greg und ich begleiteten ihn bei seinen Ausflügen in den Urwald. Einen Monat lang sammelten wir jeweils sechzehn Stunden täglich bis zu 200 Pflanzen. Wir brachten die Pflanzen zu Don Elijio, der uns erklärte, wie sie verwendet würden; anschließend schickten wir sie an die Nationale Krebsbehörde in Washington D. C.

Auf Balicks Vorschlag hin baten wir Don Elijio, uns seine 25 wichtigsten Heilpflanzen zu nennen. Diese Pflanzen ließen wir im Labor als erste untersuchen. Die Forscher waren von den Ergebnissen begeistert. Normalerweise findet man in Laboruntersuchungen nur in ein bis fünf Prozent der Pflanzenproben einen Wirkstoff. Bei den 25 Pflanzen von Don Elijio erhöhte sich dieser Wert auf sensationelle 25 Prozent.

Bald darauf gründeten wir die Ix Chel Tropical Research Foundation, eine Stiftung, die die Brücke zwischen Wissenschaft und Volksmedizin schlagen sollte. Die Gesellschaft hat inzwischen über 2000 Pflanzen für die Nationale Krebsbehörde der Vereinigten Staaten gesammelt. Davon wurden die zwölf vielversprechendsten für weitere Untersuchungen ausgewählt.

500 dieser 2000 Pflanzen zeigte uns allein Don Elijio, die übrigen stammen von anderen Naturheilerinnen und -heilern aus Belize.

Meine Aufgabe war es, die traditionellen Heiler ausfindig zu machen, ihnen unser Vorhaben zu erklären und sie zu fragen, ob sie bereit seien, uns ihre Pflanzen zu zeigen und ihr Wissen mit uns zu teilen.

Ich stellte fest, daß sie kaum Kontakt untereinander hatten und nicht einmal ihre Kollegen aus anderen Teilen ihres eigenen Landes kannten. Das brachte Greg und mich auf die Idee, in Belize regelmäßig Naturheilerkonferenzen abzuhalten. An fünf derartigen Veranstaltungen nahmen Hunderte von Naturheilern und Laienmedizinern teil. Viele von ihnen sind meine engsten Freunde geworden und haben mein Leben unendlich bereichert.

Aus den Treffen entstand später die Belize Association of Traditional Healers (BATH). Sie hat es sich zur Aufgabe gemacht, die Volksmedizin nicht nur zu erhalten, sondern auch wieder stärker zu verbreiten. Außerdem soll BATH dazu dienen, die Gewinne aus den in Belize gesammelten Heilpflanzen gerecht zu verteilen. Wir hoffen, daß auch die pharmazeutischen Unternehmen dazu ihren Beitrag leisten.

Unsere eigenen Aktivitäten haben sich unterdessen auf ein nie erträumtes Ausmaß ausgedehnt. Wir arbeiten mit Universitäten, Medizinern und der UNO zusammen; wir haben inzwischen unsere eigene Firma, die weltweit unsere selbst hergestellten Pflanzentinkturen vertreibt; und den Panti-Pflanzenlehrpfad hinter unserer Farm besuchen jährlich Tausende von Touristen und Wissenschaftlern.

Unser größter Traum aber wurde wahr, als 1993 per Gesetz 2500 Hektar Dschungelgebiet in den Yalbac-Bergen zum Heilpflanzenreservat erklärt wurden, vermutlich das erste seiner Art auf der Erde. Wir nannten es Terra Nova Heilpflanzen-Reservat. Es soll sicherstellen, daß auch zukünftige Generationen von Naturheilern Heilpflanzen sammeln können. Außerdem sollen dort Sämlinge aus Gebieten gepflanzt werden, die vor der Zerstörung stehen, um so ihr Überleben zu sichern.

Terra Nova soll aber auch ein Ort sein, wo Menschen aus aller Welt Dschungelpflanzen in ihrer ursprünglichen Umgebung entdecken können. Außerdem wird es eine kleine Produktionsstätte geben, wo Flüchtlingsfrauen aus dem nahen Dorf La Gracia bei der Herstellung von Arzneien eine Beschäftigung finden.

Inzwischen haben wir auch auf der Ix-Chel-Farm Fortschritte gemacht. Auf einem zwei Hektar großen gerodeten Gebiet wächst ein dichter Grasteppich; die angepflanzten Bäume tragen das ganze Jahr über Früchte, und das mit organischen Methoden angebaute Gemüse gedeiht prächtig. Unsere Praxis in San Ignacio haben wir aufgegeben und behandeln unsere Patienten nun auf der Farm.

Die Menschen wissen mittlerweile, daß sie zu uns kommen können, wenn Don Elijio nicht erreichbar ist. Und obwohl es oft sehr schwierig war, habe ich das Versprechen, das ich Panti seinerzeit gab, nämlich zu helfen, zu lernen und Kranke zu behandeln, gehalten.

Wenn Don Elijio sich kräftig genug fühlt, empfängt er in San Antonio immer noch Patienten. Die Praxis hat sich kaum verändert, auch wenn die beiden alten Hütten inzwischen zusammengebrochen sind und einer neuen Platz gemacht haben, die von dankbaren Patienten errichtet wurde.

Don Elijio hat nun drei neue Schüler: einen seiner Urenkel, eine Großnichte und einen von Don Antonio Cucs Enkeln. Und an der Wand im Inneren des Steinhauses, direkt gegenüber dem Behandlungsstuhl, unmittelbar neben dem Coca-Cola-Kalender, hängen nun zwei gerahmte Urkunden und ein weiteres Zertifikat – alle in englischer Sprache.

Eine der Urkunden stammt von der Universität von Belize und ist eine Anerkennung für die Dienste, die Don Elijio für die Entwicklung des Landes geleistet hat. Die zweite wurde ihm vom Botanischen Garten in New York als Dank für seine Suche nach Pflanzen verliehen, mit denen vielleicht einmal Krebs und Aids bekämpft werden können. Das dritte Zertifikat erklärt meinen *maestro* zu einem der »Hochgeachteten Senioren« des Landes.

»Das sind meine Garantien«, erzählt er seinen Patienten stolz. »Eine Urkunde ist von der Königin von England, die andere vom Präsidenten der Vereinigten Staaten. Ich wollte nichts weiter als ein Urwaldarzt sein, aber nun bin ich Dr. Panti – und ich heile die Menschen nun schon seit vierzig Jahren mit meinen Pflanzen und Gebeten. Das ist die Gabe, die mir gegeben wurde. Ich bin niemals zur Schule gegangen, aber mein Kopf ist voller Wissen.«

Verzeichnis der wichtigsten Urwaldheilpflanzen

(Die Pflanzennamen sind – soweit bekannt –
auf deutsch, spanisch, Maya und lateinisch aufgeführt.)

Anal – Psychotria acuminata
Diese Pflanze, von der es zahlreiche Unterarten gibt,
findet vor allem in Kräuterbädern Verwendung.

Avocadobirne – Aguacate – On – Persea americana
Die Blätter dieser Pflanze werden zusammen mit anderen Kräutern zu Hustensaft verarbeitet oder als Tee gegen Schmerzen, Erkältungen und Fieber getrunken.

Balsambaum – Balsamo – Na Ba – Myroxylon balsamum
Ein Saft aus der gekochten Rinde dieses Baumes kann bei Beschwerden der Harnwege und der Leber sowie bei Prostataleiden und Entzündungen getrunken werden.

Basilienkraut – Albahacar – Ca Cal Tun –
Ocimum basilicum
Dieses wildwachsende oder in Gärten angepflanzte Kraut wird normalerweise als Gewürz (Basilikum) verwendet. Daneben dient es aber auch als Mittel zur Abwehr böser Geister und Flüche.

Bauhinie – Pata de Vaca – Ki Bix – Banhinia herrerae
Der abgekochte Sud dieser Kletterpflanze wird ver-

wendet, um Blutungen zu stillen, aber auch als Mittel zur Empfängnisverhütung.

Baumwolle – Algodón – Tsiin Taman Gossypium hirsutum
Baumwolle ist eine alte Kulturpflanze und stammt ursprünglich von den Hängen der Anden. Kocht man die Blätter zusammen mit einigen anderen Pflanzen in Zucker auf, erhält man einen Hustensaft.

Billy-Webb-Baum – Sweetia panamensis
Die abgekochte Rinde dieses Baumes wird bei Diabetes und Gebärmutterkongestion angewendet, aber auch bei Appetitlosigkeit, Bellhusten und um innere Organe zu reinigen.

Bitterorange – Naranja Agria – Citrus aurantium
Die Früchte dieses wildwachsenden Baumes werden häufig als Zitronenersatz verwendet. Ein Aufguß der Blätter wirkt gegen Fieber, Erkältungen, Grippe und bei einem Kater.

Brotnußbaum – Ramon – Chacox Brosimum alicastrum
Diese Pflanze gehörte zu den Hauptnahrungsmitteln der alten Maya und wird auch heute noch gegessen. Die Samen verarbeitet man zu einer Schleimsuppe oder backt sie wie Tortillas. Die Blätter werden an Pferde, Kühe, Schafe oder Ziegen, die gerade Junge bekommen haben, verfüttert, um die Milchproduktion anzuregen.

Café Sylvestre – Eremuil – Malmea depressa
Diese Pflanze bildet den Hauptbestandteil vieler Kräuterbäder. Allein angewendet hilft sie gegen hart-

näckige Rückenschmerzen, Muskelkrämpfe, Hysterie, Alpträume und Schlaflosigkeit.

Chaya – Jatropha aconitifolia
Eine halbwild gehaltene Nutzpflanze, deren Blätter reich an Eisen und Mineralien sind. Sie werden wie Spinat zubereitet.

Chayote, Schuschu – Chayote – Cho Cho, Wiskil – Sechium edule
Diese Gartenpflanze bringt pfirsichartige Früchte hervor, deren Fleisch einen milden, zucchiniähnlichen Geschmack hat. Bei Bluthochdruck und einem zu hohen Cholesteringehalt kann eine Mischung aus dem Fruchtsaft und einem Blattabsud getrunken werden.

Chicoloro – Strychnos panamensis
Der Sud, der beim Abkochen dieser Pflanze entsteht, kann bei Verstopfung getrunken oder zur Reinigung innerer Organe, als Gegenmittel bei Vergiftungen und zum Ausspülen des Uterus verwendet werden.

Entenblume – Contribo – Aristolochia trilobata
Bei Verstopfung der Nasennebenhöhlen sollte dreimal täglich ein Viertel Glas des Wassers getrunken werden, in dem diese giftige Pflanze einen Tag lang eingeweicht wurde. Ein Absud hilft bei Fieber, Magenschleimhautentzündung und Bluthochdruck, dient aber auch der Reinigung innerer Organe und zur Entfernung von Schleim aus dem Urogenitaltrakt.

Escoba – Crysophila argentea
Eine dornige Palme, die in vielfacher Weise genutzt wird: Aus den getrockneten Blättern werden Besen hergestellt, das Palmherz ist eßbar, und legt man die abgeschabte innere Rinde auf eine Schnittwunde, werden Blutungen gestillt.

Flamingoblume – Cola de Faisan – Xiv Yak Tun Ich – Anthurium schlechtendalii
Die Blätter dieser Pflanze verwendet man in Dampfbädern gegen Rheumatismus, Arthritis, Schwellungen, Lähmungen und Störungen des Elektrolythaushalts.

Fuchsschwanz – Amaranto – Calalu – Amaranthus sp.
Diese alte Kulturpflanze ist nicht nur ein Nahrungsmittel, sondern eignet sich auch für medizinische Zwecke. Die Blätter haben einen hohen Gehalt an Eisen und Calcium; die Samen sind sehr proteinreich.

Gomartharzbaum – Palo de Turista – Chaca Bursera simaruba
Die Rinde dieses Baumes ist ein Mittel zum Fiebersenken. In Kräuterbädern hilft sie bei Hautproblemen, Verbrennungen, Blasenbildungen, Insektenstichen, Ausschlag, Masern und Infektionen. Mit einem daraus bereiteten Tee können Nierenentzündungen behandelt werden, aber auch Verstopfungen der Harnwege oder Wassersucht.

Guaco – Aristolochia odoratissima
Aus dieser verholzten Liane läßt sich ein Tee zubereiten, den man bei Magenbeschwerden aller Art trinkt.

Kaugummibaum – Sapodilla – Zapote, Ya –
Manilkara zapota
Aus dem Milchsaft dieses Baumes wurde bis in die
dreißiger Jahre dieses Jahrhunderts Kaugummi hergestellt. Er hat aber auch außerordentlich leckere Früchte, die schon die alten Maya zu schätzen wußten.

Kopalbaum – Pom – Protium copal
Das Harz dieses Baumes wird als Räuchermittel verbrannt, um böse Geister, Hexenzauber und übernatürlich bedingte Krankheiten, etwa Mißgunst, Furcht
und Kummer, abzuwenden. Die gekochte Rinde kann
gegen Magenverstimmungen und Parasitenbefall des
Magen-Darm-Trakts getrunken werden.

Koriander – Cilantro – Coriandrum sativum
Dieses Gartenkraut dient zum Würzen von Soßen,
Suppen und Salaten. Ein Sud aus den gekochten Samen hilft aber auch bei Schlaflosigkeit und Verdauungsstörungen.

Kreuzliane – Cruxi – Paullinia sp.
Die Blätter dieser Liane helfen in Kräuterbädern gegen Hauterkrankungen, Kopfschmerzen, Schlaflosigkeit und bei verschiedenen Kinderkrankheiten.

Lindenblüten – Flor de Tilo – Tilia cordata
Lindenblüten werden hauptsächlich als mildes Beru-
higungsmittel benutzt.

Mais – Maize – Im Che – Zea mays
Das heilige Nahrungsmittel der Maya. Aus den Haaren läßt sich ein Tee herstellen, der bei Nieren- und

Blasenbeschwerden getrunken wird und auch vorbeugend gegen Bettnässen wirkt.

Mangobaum – *Mangifera indica*

Die Blätter dieses Baumes können mit Zucker zu einem Sirup verkocht und als Hustensaft eingenommen werden. Als Tee zubereitet, wirkt die Pflanze bei Menstruationskrämpfen und Kopfschmerzen.

Mannsliane – *Behuco de Hombre* – *Ya Ax Ak* – *Agonandra sp.*

Der Sud wird bei Magenschleimhautentzündung, Nervosität, Fieber, Muskelkrämpfen und zur Reinigung der inneren Organe getrunken. Ein Sud der abgekochten Wurzeln soll bei Impotenz helfen.

Mönchspfeffer – *Yak Nik* – *Vitex gaumeri*

Die getrocknete und zerriebene innere weiße Rinde wird bei Leishmaniase auf die offenen Geschwüre gestreut.

Nelkenpfeffer – *Pimienta Gorda* – *Pienta dioica*

Die Blätter und Beeren dieser Pflanze sind ein altes Hausmittel gegen Magenschmerzen, Koliken, Verdauungsstörungen und Fieber. Bringt man zerriebene Beeren in der Nähe eines schmerzenden Zahns auf das Zahnfleisch, tritt meistens schnell Linderung ein.

Nesselblatt – *Hierba del cancer* – *Acalypha arvensis* (männlich) – *Priva lappulacea* (weiblich)

In dem gekochten Sud der gesamten Pflanze können chronische Hautkrankheiten und Geschwüre gebadet werden. Mischt man dieses Kraut mit *Tres puntas*, wird daraus ein Wundpulver. Ein Tee aus den Blättern wirkt gegen Magenbeschwerden oder Geschwüre. Nach Möglichkeit sollte man weibliche und männliche Pflanzen zusammen benutzen.

Römische Kamille – Manzilla – Chamaemelum nobile
Diese alte Heilpflanze wird normalerweise als gut bekömmlicher Kräutertee bei Nervenschwäche, Koliken, Schlaflosigkeit und Verdauungsstörungen getrunken.

Rosmarin – Romero – Rosemarinus officinalis
Ein Tee aus den Blättern hilft, den Magen von Schleim zu befreien. Zusammen mit dem Harz des Kopalbaumes wird die Pflanze als Räuchermittel verbrannt, um böse Geister und Mißgunst abzuwenden.

Sauersack – Guanabana – Annona muricata
Aus den Blättern läßt sich zusammen mit einigen anderen Pflanzen und Zucker ein Hustensaft herstellen. Aus den Früchten macht man Speiseeis.

Spanischer Holunder – Cordoncillo – Ixu Bal –
Piper amalago
Es gibt in Belize mehr als zwölf Varietäten dieser Art, die alle medizinisch nutzbar sind, zumeist in Kräuterbädern gegen unterschiedliche Beschwerden wie Kopfschmerzen, Nervosität, Schlaflosigkeit sowie bei einigen Kinderkrankheiten. Die Wurzeln der meisten Varietäten können auch bei Zahnschmerzen gekaut werden.

Stachelmohn – Chicalote – Argemone mexicana
Diese Pflanze besitzt einen weißen Milchsaft, der an Opium erinnert. Man verwendet ihn als Beruhigungs- und Schmerzmittel, bei Schlaflosigkeit und gegen Husten.

Stinktierwurzel – Zorillo – Payche – Chiococca alba
Der Wurzel- oder Rindenabsud dieser Pflanze kommt bei der Abwehr böser Geister und bei übernatürlich verursachten Krankheiten zum Einsatz. Schamanen trinken den Sud zur Stärkung ihrer Kräfte. Außerdem trinkt man ihn, um die inneren Organe zu reinigen, Magengeschwüre zu bekämpfen. In Bädern hilft er bei der Behandlung zahlreicher Hautkrankheiten oder zerstörter Schleimhäute.

Teegänsefuß – Epasote – Chenopodium ambrosioides
Ein Trank aus frischen Kräutern bekämpft Parasiten des Magen-Darm-Trakts. Um einen Kater loszuwerden, trinkt man einen Tee aus den Wurzeln. Fügt man die Blätter einem Bohneneintopf hinzu, werden Blähungen vermieden.

Tres Puntas – Kayabim – Neurolaena lobata
Der Sud gekochter Blätter ist ein probates Mittel bei Malaria, Hautpilzerkrankungen, Parasiten des Magen-Darm-Trakts, Amöbenbefall oder bei verspätetem Einsetzen der Regel. Getrocknete und pulverisierte Blätter streut man auf schlecht heilende Wunden und Hautgeschwüre.

Wunderbaum, Christpalme, Kastorölpflanze –
Ricino, Iguerra – S'Kotch – Ricinus communis
Diese baumartig verzweigte, aber dennoch krautige
Pflanze enthält ein starkes Gift. Das daraus gewonne-
ne Rizinusöl hat eine abführende Wirkung. Bei
Schmerzen, Schwellungen und Prellungen reibt man
das Öl ein oder legt erhitzte Blätter auf die Haut.

Tzibche – Crotolaria cajanifolia
Diese Pflanze wird für Kräuterbäder verwendet, aber
auch, um Teilnehmer an einer *Primicia* vor bösen Winden zu schützen.

Wasserdost – Palo Verde –
Eupatorium (Critonia) morifolium
Ein Absud frischer Blätter wirkt in Kräuterbädern ge-
gen viele Krankheiten. Die Pflanze ist Teil vieler *Xiv-*
Mischungen.

Weihnachtsstern – Flor de Pasque Sylvestre –
Euphorbia pulcherrima
Eine aus neun Zweigen geflochtene und um den Hals
getragene Kette sorgt bei stillenden Müttern für eine
verstärkte Milchproduktion. Auch empfiehlt es sich,
die Brüste vor dem Stillen mit einem aus dieser Pflanze hergestellten Sud abzuwaschen.

Weinraute – Ruda – Sink In – Ruta graveolens
Der Saft frischgepreßter Pflanzen wird mit Wasser
vermischt und bei Hysterie, Menstruationskrämpfen,
Bauchschmerzen und Anzeichen von Epilepsie eingenommen. Vermischt mit *Zorillo* und einem bestimmten weißen Stein, hilft die Pflanze gegen übernatürlich

verursachte Krankheiten und dient zur Abwehr böser Geister. Frisch gesammelte Pflanzen wirken außerdem bei überfälliger Menstruation, nicht einsetzenden Wehen oder verspätetem Geburtstermin.

Yamswurzel – Cocolmeca – Dioscorea sp.
Die gehackte und gekochte Wurzel ergibt einen Trank gegen Rheumatismus, Arthritis, Diabetes, Anämie und Ermüdung.

Zitronengras – Zacote Limón – Cymbopogon citratus
Dieses angenehm schmeckende Kraut hat als Getränk bei Kindern und Erwachsenen eine fiebersenkende Wirkung.

Zubin – Acacia cornigera
Die Rinde dieses Baumes gilt als Aphrodisiakum für Männer. Die Dornen und die darin lebenden Ameisen lösen den Schleim bei Kleinkindern.

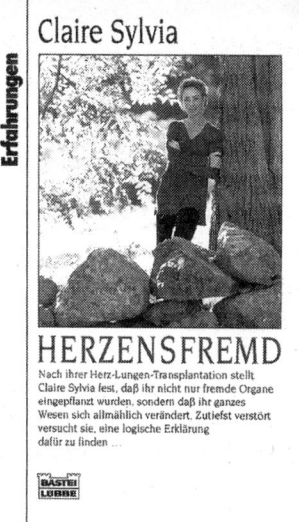

Claire Sylvia

Erfahrungen

HERZENSFREMD

Nach ihrer Herz-Lungen-Transplantation stellt
Claire Sylvia fest, daß ihr nicht nur fremde Organe
eingepflanzt wurden, sondern daß ihr ganzes
Wesen sich allmählich verändert. Zutiefst verstört
versucht sie, eine logische Erklärung
dafür zu finden ...

BASTEI
LÜBBE

Eine lebensbedrohliche Lungenschwäche zwingt Claire
Sylvia, sich einer hochkomplizierten Herz-Lungen-Transplantation zu unterziehen. Sie erhält die Organe eines
18jährigen Mannes, dem Opfer eines Motorradunfalls.
Gleich nach dem Aufwachen aus der Narkose spürt Claire,
daß etwas anders ist. Es hat nicht nur damit zu tun, daß sie
zum ersten Mal nach langer Zeit frei atmen kann. Sie hat
vielmehr das Gefühl, das etwas – oder jemand – tief in
ihrem Inneren plötzlich in ihr Leben eingreift.
Zunächst völlig verstört von ihr fremden Gelüsten, kommt
sie allmählich zu der Überzeugung, daß sie nicht nur ein
neues Herz und eine neue Lunge bekommen hat, sondern
daß ihr auch einige Eigenschaften des Spenders »trans-
plantiert« wurden. Claire macht sich auf die Suche nach der
Familie des Spenders, um mehr über den jungen Mann zu
erfahren und damit auch über sich ...

ISBN 3-404-61439-9

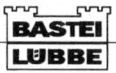

BASTEI
LÜBBE

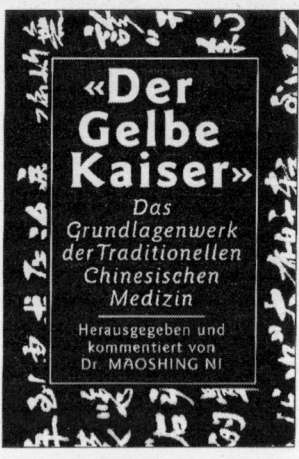

«Der Gelbe Kaiser»

Das Grundlagenwerk der Traditionellen Chinesischen Medizin

Herausgegeben und kommentiert von Dr. MAOSHING NI

416 Seiten, Leinen

Das Neijing – „Des Gelben Kaisers Klassikers der Medizin", ein jahrtausendealtes Werk – ist bis heute die wichtigste Grundlage der medizinischen Ausbildung in China.
Es behandelt alle physiologischen, psychologischen, diagnostischen, therapeutischen und ethischen Fragen, die im Zusammenhang mit Gesunderhaltung, Krankheit und Heilung des Menschen von Bedeutung sind.

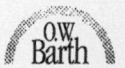